한 평생 온 가족 건강을 위하여

허리·무릎·발의
통증 치료법

현대건강연구회편

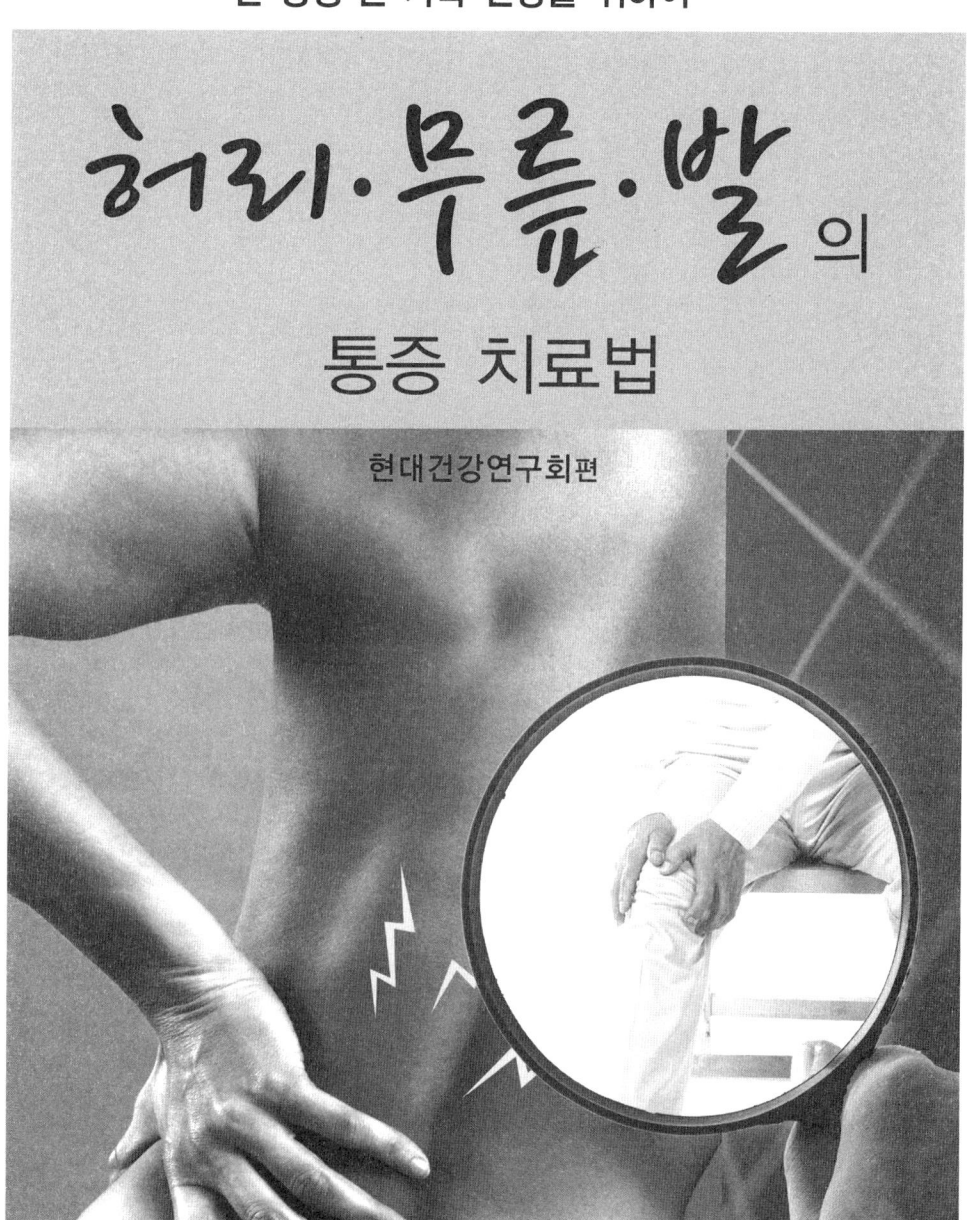

太乙出版社

머 리 말

정형외과를 찾는 환자들은 실로 여러 가지 고민에 싸여 있다. 이중 허리 통증 다음으로 많은 것이 무릎 통증이다. 일반인들이 보는 잡지에다 무릎에 관한 기사를 실으면 요통 이상으로 반응이 크다는 것을 보더라도 잠재적으로 무릎 장해로 고민하고 있는 사람이 매우 많다는 것을 알 수 있다.

무릎이 아프다고 하면 여러분은 제일 먼저 류마치스를 의심하겠지만 중고년에게 가장 많은 것은 노화(老化)가 원인이 되어 일어나는 '변형성 슬관절증(變形性膝關節症)'이라는 병이다.

무릎은 원래 전체중을 작은 부분으로 져야 한다는 큰 짐을 떠맡고 있다. 평지를 다닐 때도 체중의 약 4배, 계단 오르내리기에는 실로 약 7배의 힘이 슬관절에 가중된다고 일컬어진다. 게다가 몸 전체의 관절에서 가장 복잡한 작용을 하는 것이 이 슬관절이다. 무릎 구부렸다 펴기 뿐만이 아니고 동작을 멈출 때 스톱퍼로서의 작용을 하는 등 큰 차바퀴의 활약을 하고 있다.

젊고 건강할땐 아무렇지도 않던 동작도 일단 노화의 파도가 밀어다치면 그렇게 쉽지만은 않다. 무릎 관절이 조금씩 쇠약해지고 변형하기 때문이다. 변형성 슬관절증이란 이런 변형에 의해 무릎이 아프기도 하고 관절에 물이 고이는 병을 말한다. 그런 만큼 중고년의 사람이라면 누구나 무릎 통증을 일으킬 폭탄을 안고 있는 것이다.

요즘 스포츠로 건강을 지키려는 기운이 높아지고 있지만, 무리한 운동을 하여 무릎을 다치는 사람도 그만큼 많이 늘고 있다.

이런 무릎 통증은 의사에게만 맡겨서는 도저히 극복할 수가 없다. 무릎에 주사를 놓거나 전기적(電氣的) 자극을 가하면 분명히 일시적으로 통증이 가라앉기는 하지만, 통증을 완전히 없애기 위해서는 비만 해소나 무릎 근육 강화 등 무릎에 가하는 짐을 가볍게 해주는 생활법이 불가결한 것이다.

가정에서 생활법을 잘 실행하면 그만큼 무릎 통증이 쉽게 나을 수 있다. 그런데 그 방법을 알고 있는 사람은 놀랄 정도로 적다. 이것은 첫째로 무릎에 관한 정보가 이제까지 그다지 없었기 때문인지도 모른다.

그러므로 이 책에서는 가정에서 할 수 있는 무릎 통증 치료법을 망라하여 사진으로 알기 쉽게 설명하는 것과 함께 후반 이론편에서는 무릎의 구조나 병에 관해 자세한 해설을 하는 등 모든 연구를 했다. 모두가 오늘부터 곧 실행할 수 있는 방법 뿐이다.

한편 무릎과 떼어놓고 생각할 수 없는 것이 허리와 발이다.

요통은 두 발로 생활하는 인류의 숙명적인 병이라고 하지만, 요통을 일으키는 것은 일상 생활에 문제가 있기 때문이다. 요통은 대부분 운동부족에서 온다. 피로가 원인인데, 여러분이 염려하듯이 등의 이상에서 오는 요통은 그다지 많지 않다.

요통을 방지하기 위해서는 평소에 운동을 하여 허리 근육을 튼튼하게 해두는 것과 함께 바른 자세를 유지하는 것이 중요하다. 그를 위해서는 그 토대가 되는 발이 튼튼해야 한다. 무릎이 아파 등을 펴고 걷지 못하면 허리에 부담이 커지고 요통으로 부자연스러운 자세를 취하면 무릎에 오는 부담이 훨씬 커져 버리기 때문이다.

요즘 신발이 원인이 되어 발이 아프다고 하는 사람이 늘었는데, 이 책에서는 요통, 무릎의 통증과 함께 발의 통증 치료법도 소개한다.

차 례 ✽

머리말 ·· • 7
허리, 무릎, 발의 통증 치료법
1 허리 통증 제거법
따뜻하게 하여 고친다 ··· • 15

2 허리 통증 제거법
지압으로 고친다 ··· • 18

3 허리 통증 제거법
요통을 고치는 발의 급소 ··································· • 21

4 허리 통증 제거법
마사지로 고친다 ··· • 24

5 허리 통증 제거법
체조로 고친다 ··· • 29

6 허리 통증 제거법
요통 재발을 방지하는 체조 ······························· • 32

7 허리 통증 제거법
허리 피로, 나른함을 제거하는 체조 ················· • 36

8 허리 통증 제거법
허리가 삐걱하면 우선 이렇게 한다 ················· • 40

1 좌골신경통을 고치는 급소 지압
좌골신경통을 고치는 급소 지압 ······················· • 44

2 좌골신경통을 고치는 급소 지압
좌골신경통을 제거하는 마사지 ························· • 48

* 차 례

① 무릎 통증 제거법
따뜻이 하여 고친다 ………………………………………… ●51

② 무릎 통증 제거법
담배뜸으로 고친다 ………………………………………… ●54

③ 무릎 통증 제거법
무릎 안쪽의 통증을 멈추게 하는 지압법 ………………… ●57

④ 무릎 통증 제거법
무릎 바깥쪽의 통증을 멈추게 하는 지압법 ……………… ●60

⑤ 무릎 통증 제거법
마사지로 고친다 …………………………………………… ●63

⑥ 무릎 통증 제거법
통증을 완화시키는 넓적다리의 체조 ……………………… ●66

⑦ 무릎 통증 제거법
통증을 완화시키고 무릎을 지키는 체조 ………………… ●70

⑧ 무릎 통증 제거법
목욕, 샤워로 고친다 ……………………………………… ●74

⑨ 무릎 통증 제거법
재발을 방지하는 자세와 걸음걸이 ………………………… ●77

⑩ 무릎 통증 제거법
지팡이를 사용하여 무릎의 부담을 가볍게 한다 ………… ●80

⑪ 무릎 통증 제거법
통증을 가볍게 하는 족저장구(足底裝具) ………………… ●84

차 례 *

⑫ 무릎 농증 제거법
슬통을 방지하는 일상 생활 연구 ················· ● *87*

① 발의 통증 제거법
발목의 통증을 완화시키는 급소 지압 ················· ● *91*

② 발의 통증 제거법
장딴지의 결림이나 통증을 푼다 ················· ● *95*

③ 발의 통증 제거법
발바닥, 뒤꿈치의 통증은 이렇게 고친다 ················· ● *98*

① 발의 부종, 나른함 해소법
지압으로 고친다 ················· ● *102*

② 발의 부종, 나른함 해소법
마사지로 고친다 ················· ● *106*

③ 발의 부종, 나른함 해소법
체조로 고친다 ················· ● *109*

허리, 무릎, 발의 통증을 완치시키기 위한 이론편

* 허리, 무릎, 발의 통증을 완치시키기 위한 이론편
요통을 일으키는 메카니즘 ················· ● *115*

① 통증의 원인과 그 대책
요통증과 뻐근한 허리 ················· ● *120*

② 통증의 원인과 그 대책
좌골신경통(坐骨神經痛) ················· ● *122*

차 례

③ 통증의 원인과 그 대책
그밖의 요통 ……………………………………………………… ●124

* 허리, 무릎, 발의 통증을 완치시키기 위한 이론편
무릎 통증은 왜 일어나는가 …………………………………… ●129

* 허리, 무릎, 발의 통증을 완치시키기 위한 이론편
통증을 일으키는 부위와 메카니즘 …………………………… ●133

① 통증을 가져오는 병과 그 대책
변형성 슬관절증 ………………………………………………… ●142

② 통증을 가져오는 병과 그 대책
류마치스 ………………………………………………………… ●150

③ 통증을 가져오는 병과 그 대책
외상(外傷) ……………………………………………………… ●153

* 허리, 무릎, 발의 통증을 완치시키기 위한 이론편
이런 사람일수록 무릎 통증을 일으키기 쉽다 ……………… ●161

* 허리, 무릎, 발의 통증을 완치시키기 위한 이론편
원인을 정확하게 파악한다, 무릎의 최신 진단법 …………… ●165

* 허리, 무릎, 발의 통증을 완치시키기 위한 이론편
발의 통증은 이렇게 치료한다 ………………………………… ●172

누구나 쉽게 이용할 수 있는
허리, 무릎, 발의 통증 치료법

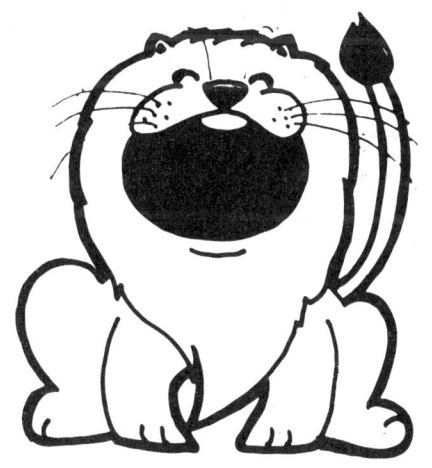

1. 허리 통증 제거법

따뜻하게 하여 고친다

만성적인 요통은 허리의 근육이 긴장되거나 울혈되어 일어나는 경우가 많은 것 같다. 그러므로 그 부분을 따뜻하게 해주면 근육의 결림이 풀리고 혈액순환이 촉진되어 통증을 완화시킬 수 있다.

여기에서는 가정에 있는 도구를 이용하여 간단하고 효과적으로 허리를 따뜻하게 하는 방법을 소개하겠다.

증기 타올을 사용하여

① 뜨거운 물에 타올을 적셔 잘 짠 증기 타올을 준비한다. 비닐 장갑을 끼고 하면 화상 입을 염려 없이 편하게 타올을 짤 수 있다.

② 누워서 허리 상부에서 선골(仙骨 ; 소위 미저골)까지 덮히도록 거즈를 1~2장 얹어 놓는다. 허리의 일부가 아플 경우에도 허리에서 엉덩이 상부까지에 열이 닿도록 넓게 따뜻이 한다.

③ 화상을 입지 않을 정도로 식힌 증기 타올을 2~3장 둘로 접거나 셋으로 접어 거즈 위에 댄다.

④ 그 위에 비닐을 씌워 타올의 온도가 내려가는 것을 방지한다.

⑤ 타올이 식으면 다시 뜨거운 물에 적셔 증기 타올을 만든다.

이렇게 하여 환부(患部)를 20분 정도 따뜻하게 하면 혈액순환이 좋아지고 통증도 완화된다. 1일 2~3회 따뜻하게 하면 좋을 것이다.

또 엎드리면 허리가 아플 때는 누워 무릎을 세우고 허리 아래에 같은 요령으로 증기 타올을 깐다.

생강 습포

뜨거운 타올을 만들 때 생강즙을 사용하면 보다 보온력이 높아진다. 뜨거운 열에 생강의 엑기스가 피부를 자극하여 환부의 혈액순환을 촉진시켜 주기 때문이다.

① 생강을 200g 정도 갈아 목면 자루에 넣고 1ℓ의 열탕에서 2~3분 동안 즙을 낸다.
② 그 물에 타올을 짜 아까와 같은 요령으로 온습포를 한다.

드라이어를 사용하여

드라이어는 환부를 간단히 따뜻하게 할 수 있어서 편리하지만 열이 식기 쉬우므로 환부를 직접 따뜻하게 하지만 말고 옷 위로도 따뜻하게 하기 바란다.

① 드라이어를 허리에서 20~30cm 정도 떼고 환부에 열풍을 가한다.
② 뜨거움이 느껴지면 드라이어를 뗀다. 이것을 3~5분 동안 반복하고 허리에서 엉덩이 상부를 따뜻하게 한다.
③ 마지막으로 옷을 입은 위에도 드라이어를 대면 열이 의복에 남아 보온효과를 높일 수 있다.

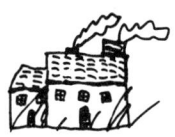

증기 타올을 준비하여 허리에서 엉덩이에 걸쳐 넓게 따뜻이 한다. 생강 습포도 효과가 있다.

●허리 따뜻하게 하는 법●

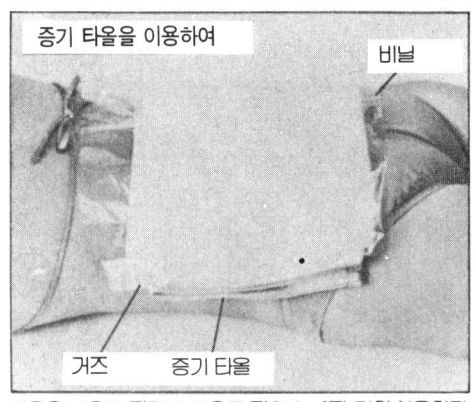

증기 타올을 이용하여 / 비닐 / 거즈 / 증기 타올

타올은 반으로 접거나 셋으로 접어 2~3장 겹쳐 사용한다.

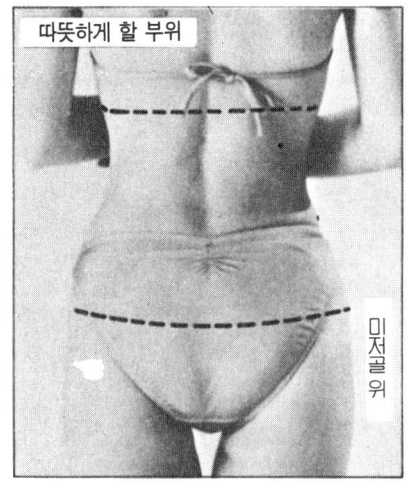

따뜻하게 할 부위 / 미저골 위

허리 일부분이 아플 경우에도 허리 상부에서 엉덩이 상부에 걸쳐 넓직하게 따뜻하게 한다.

엎드리기가 불편한 사람에게는

누워서 무릎을 세우고 허리 아래에 증기 타올을 깐다.

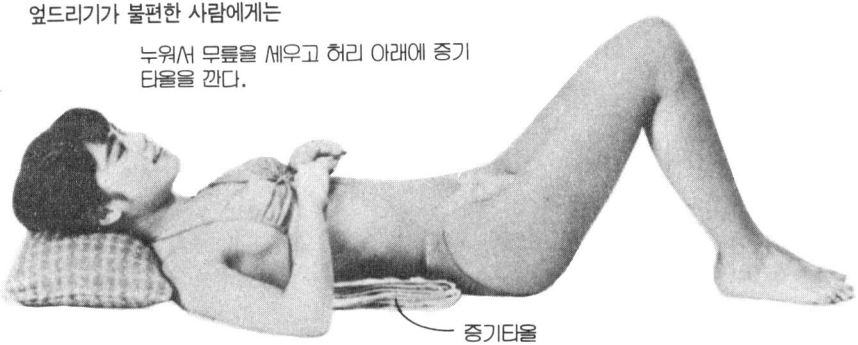

증기타올

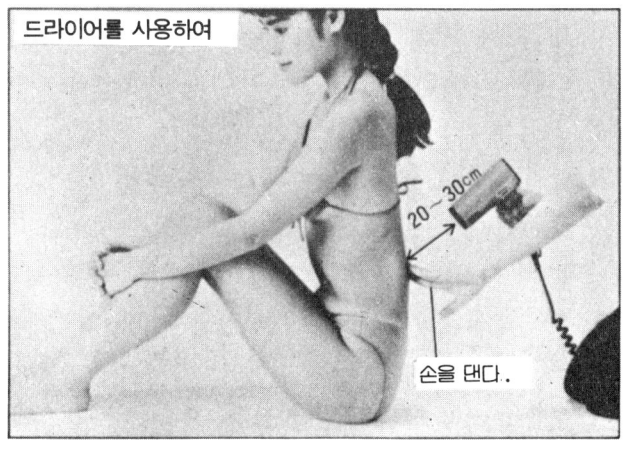

드라이어를 사용하여 / 20~30cm / 손을 댄다.

환부에 손을 대고 열을 쐬면서 열풍을 대면 화상을 입을 걱정은 없다.

2 허리 통증 제거법

지압으로 고친다

 허리가 결리고 아프면 자연히 허리 주위를 누르기도 하고 주무르기도 한다. 이때 누르면 통증이 가장 잘 가라앉는 곳, 기분이 좋은 곳이 동양의학에서 말하는 급소에 해당한다.
 급소는 동양 의학적으로는 몸의 조정점(調整点)이라고 생각되고, 혈액의 흐름을 잘 조정하면서 근육의 응어리를 풀고 통증을 완화시키는 효과를 갖고 있다.

허리 급소 찾는 법
 요양관(腰陽關)… 등뼈의 바로 위에 있는 급소. 허리의 양쪽으로, 남성이라면 바지 벨트가 닿는 곳 부근의 뼈가 튀어나온 곳(장골릉;腸骨稜)에 해당한다. 이 2개의 뼈를 잇는 선이 등뼈와 만나는 요양관이다. 여기는 등뼈 중에서도 가장 요통을 일으키기 쉬운 요추의 4번과 5번에 해당되고, 요통의 특효급소라고 되어 있다.
 명문(命門)… 배꼽 바로 안으로, 요추의 2번과 3번 사이에 있는 급소. 요양관에서 등뼈를 위로 향해 쓸어 올리면 2개째 오목한 곳에 해당한다. 알기 어려우면 요양관에서 손가락 폭 3개 만큼 위인 등뼈 오목한 곳이라고 생각해도 좋을 것이다. 특히 위장장해(胃腸障害) 등 내장의 병에서 오는 요통에 효과적이다.
 신유(腎兪)… 등뼈 양쪽을 따라 달리는 굵은 근육 위에 있는 급소. 명문(命門)에서 손가락 폭 2개 만큼 바깥쪽에 있고 근육 결림에 효과가 있는 급소이다. 신유 바로 아래에 신장(腎臟)이 있으므로 강한 자극은 피하도록 한다.

대장유(大腸兪)… 신유에서 손가락 폭 3개 만큼 아래로, 요양관에서 손가락 폭 2개 만큼 되는 바깥쪽. 등뼈의 양쪽을 달리는 굵은 근육이 골반과 연결되는 장소에 있고 근육 결림이나 내장 장해에서 오는 요통의 치료점이다.

요안(腰眼)… 뒤로 향해 섰을 때 허리를 잘 보면 장골(腸骨)의 튀어나온 곳 아래 부분에 오목한 곳이 생긴다. 이 오목한 것이 요안으로, 차게 하는 것에 의한 요통 등에 효과가 있다.

오목한 곳을 찾을 수 없을 때는 요양관에서 손가락 폭 2개 만큼 아래이며 등뼈에서 손가락 폭 3개 만큼 바깥쪽 되는 곳이라고 생각하면 된다.

허리 급소 누르는 법

① 허리가 아픈 사람은 발을 ㄱ자로 구부리고 옆으로 눕는다.

② 지압하는 사람은 등 가운데쪽에 앉아 엄지손가락 머리에 체중을 실듯이 하여 우선 한쪽 급소를 몸 중심을 향해 순서대로 누른다. '1, 2, 3'에서 지압하고 '4'에서 힘을 빼도록 한다.

③ 다음에 반대로 누워 반대쪽 급소도 마찬가지로 지압한다.

자신이 누를 경우에는 의자에 앉아 엄지로 급소를 누르거나 주먹을 만들어 의자의 등과 급소 사이에 끼우고 등으로 눌러 붙이듯이 한다.

허리 지압은 발을 ㄱ자로 구부리고 누워 다른 사람에게 해 달라고 하는 것이 좋다.

●결림과 통증을 없애주는 허리 지압●

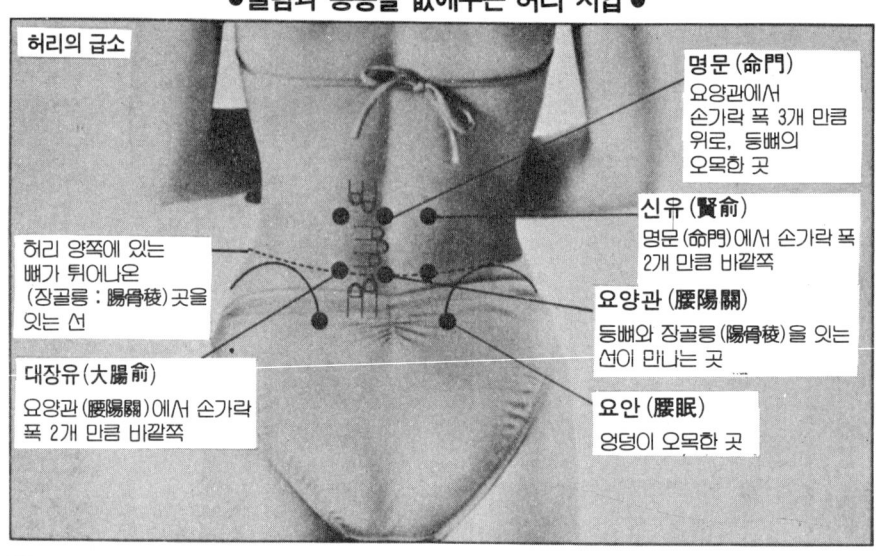

허리의 급소

- **명문(命門)**: 요양관에서 손가락 폭 3개 만큼 위로, 등뼈의 오목한 곳
- **신유(賢俞)**: 명문(命門)에서 손가락 폭 2개 만큼 바깥쪽
- **요양관(腰陽關)**: 등뼈와 장골릉(腸骨稜)을 잇는 선이 만나는 곳
- **요안(腰眠)**: 엉덩이 오목한 곳
- 허리 양쪽에 있는 뼈가 튀어나온 (장골릉: 腸骨稜)곳을 잇는 선
- **대장유(大腸俞)**: 요양관(腰陽關)에서 손가락 폭 2개 만큼 바깥쪽

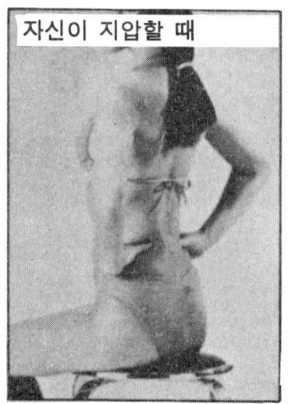

자신이 지압할 때
허리를 끼듯이 손으로 잡고 엄지로 급소를 누른다.

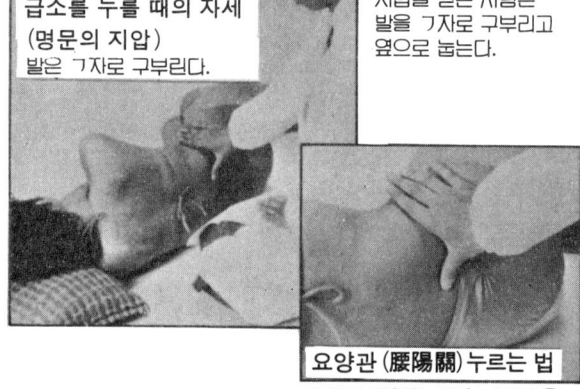

급소를 누를 때의 자세 (명문의 지압)
발은 ㄱ자로 구부린다.

지압을 받는 사람은 발을 ㄱ자로 구부리고 옆으로 눕는다.

요양관(腰陽關) 누르는 법
엄지를 제외한 4개의 손가락을 떠받치고 엄지로 급소를 누른다.

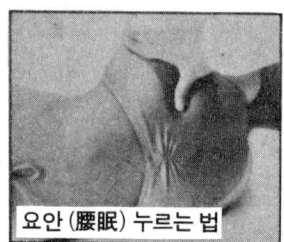

요안(腰眠) 누르는 법
기분 좋게 느껴질 정도의 강도를 기준으로 하여 누른다.

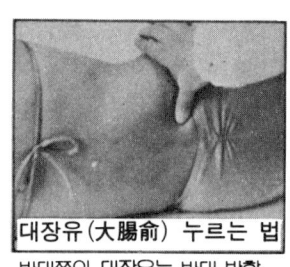

대장유(大腸俞) 누르는 법
반대쪽의 대장유는 반대 방향으로 누워 누른다.

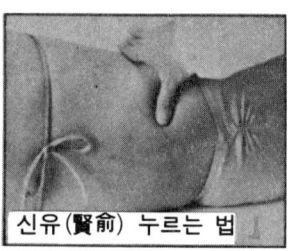

신유(賢俞) 누르는 법
신유는 신장(賢臟) 바로 위에 있는 급소로 강하게 눌러서는 안된다.

3 허리 통증 제거법

요통을 고치는 발의 급소

요통을 치료하는 데는 허리 급소 뿐만이 아니라 발의 급소를 지압하는 것도 중요하다.

발의 움직임은 허리와 밀접한 관계가 있는 데다가 발에는 요추(腰椎)나 선골(仙骨)에서 갈라진 신경이 통하고 있다. 때문에 요통을 고치는 데 빼놓을 수 없는 것이다. 또 동양의학에서는 전신에 눈에 보이지 않는 에네르기의 흐름(경락 ; 經絡)이 있고 그 흐름이 멈추면 통증이 일어난다고 생각한다. 발의 급소는 이런 경락의 흐름을 좋게 하여 허리의 통증을 제거하는 급소인 것이다.

발 뒤쪽에 있는 급소와 누르는 법

위중(委中)… 무릎 안에 있는 옆주름의 중앙에 위치하는 급소이다. 동맥의 박동을 느낄 수 있으므로 이것을 기준으로 찾는다. 요통이나 등에 통증이 있으면 압통(壓痛)이 생기는 급소로 요통의 치료에는 빼놓을 수 없는 급소의 하나라고 생각되고 있다.

지압을 할 때는 발을 구부려 긴장을 풀고 엄지로 눌러 비빈다. 신경이나 혈관이 옅으므로 가볍게 비빈다는 생각으로 지압한다.

발 안쪽에 있는 급소와 누르는 법

  태계(太谿)… 안쪽 복사뼈와 아킬레스건 사이로, 박동을 느끼는 곳. 요통 중에서도 허리에서 대퇴부 안쪽을 향해 동통(疼痛)이 있는 요통에 효과적이다. 발목을 뒤에서부터 잡듯이 하여 엄지로 지압한다.

  중봉(中封)… 안쪽 복사뼈 전방으로, 조해(照海 ; 안쪽 복사뼈 바로 아래에 있는 급소)에서 손가락 폭 2개 만큼 앞쪽의 오목한 곳. 누르면 통증이 있다. 허리 회전과 관계된 요통에 효과가 있다.

발 바깥쪽에 있는 급소와 누르는 법

  양릉천(陽陵泉)… 발의 바깥쪽으로, 무릎 안에 가까운 부분에 뼈(비골소두 ; 腓骨小頭)가 있다. 이뼈 바로 아래로, 누르면 발 끝을 향해 통증이 달리는 곳이 양릉천이다. 장딴지 쪽에서 무릎 방향을 향해 지압하면 효과가 있다.

  금문(金門)… 바깥 복사뼈 아래에서 다소 전방(前方). 새끼발가락 바깥쪽에서 뒤꿈치를 향해 손가락을 통과시키면 발중간 정도에서 뼈에 부딪치게 된다. 이 뼈와 바깥 복사뼈의 정점(頂点)을 이은 선의 중앙으로, 뼈 아래 오목한 곳에 해당한다. 몸을 앞뒤로 구부렸을 때 아픈 타입의 요통에 특히 효과적이다. 엄지로 잘 주무른다.

  이상의 급소를 10회씩 누르는데, 발목 주변은 근육이나 힘줄이 밀집되어 있으므로 너무 강하게 누르지 않도록 주의한다. 이쑤시개를 10개 정도 고무줄로 다발을 묶어 10~15회 머리쪽으로 급소를 눌러도 좋을 것이다.

발목 급소는 강하게 누르지 말고 주무르듯이 지압한다. 10회씩 실시한다.

●요통을 고치는 발의 급소 누르는 법●

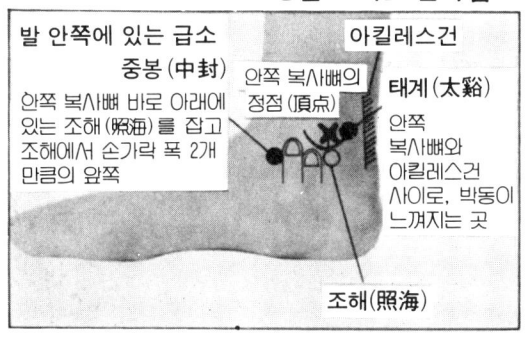

발 안쪽에 있는 급소

중봉(中封)
안쪽 복사뼈 바로 아래에 있는 조해(照海)를 잡고 조해에서 손가락 폭 2개 만큼의 앞쪽

아킬레스건
안쪽 복사뼈의 정점(頂点)

태계(太谿)
안쪽 복사뼈와 아킬레스건 사이로, 박동이 느껴지는 곳

조해(照海)

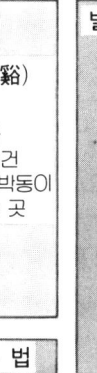

발 안쪽에 있는 급소

위중(委中)
무릎 안에 있는 옆주름 위로 발의 중앙.

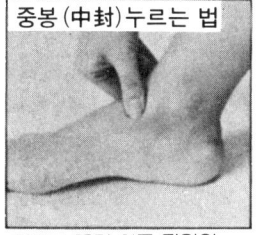

중봉(中封) 누르는 법
허리를 꼬면 아픈 타입의 요통에 효과적

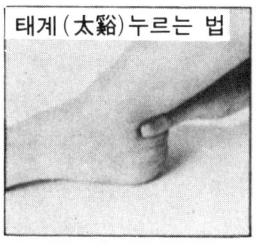

태계(太谿) 누르는 법
머리에서 발 안쪽 통증에 효과적

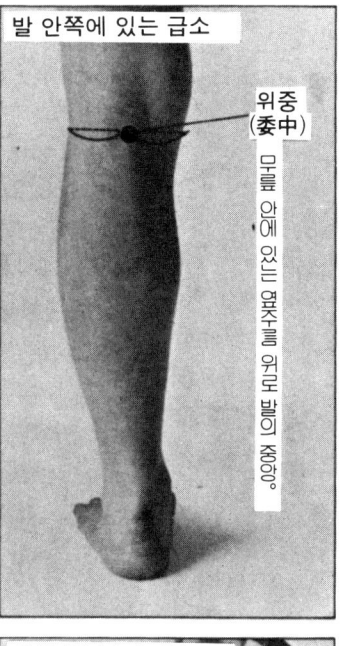

위중(委中) 누르는 법
발을 구부려 릴렉스시키고 가볍게 주물러 둔다.

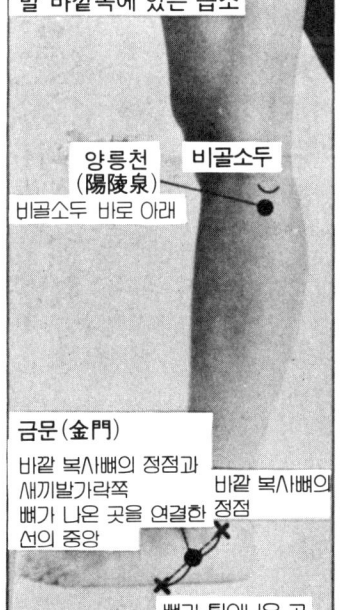

발 바깥쪽에 있는 급소

양릉천(陽陵泉)
비골소두 바로 아래

비골소두

금문(金門)
바깥 복사뼈의 정점과 새끼발가락쪽 뼈가 나온 곳을 연결한 선의 중앙

바깥 복사뼈의 정점

뼈가 튀어나온 곳

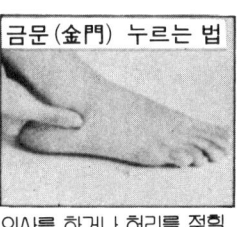

금문(金門) 누르는 법
인사를 하거나 허리를 젖힐 경우 통증이 있을 때 효과적

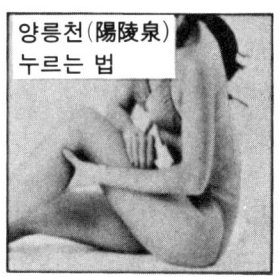

양릉천(陽陵泉) 누르는 법
족요(足腰)에 통증이 있을 때 효과가 있다.

4 허리 통증 제거법

마사지로 고친다

마사지는 몸 바깥쪽에서 자극을 가하여 근육의 응어리를 풀어 혈액 순환을 좋게 하는 방법이다. 허리 한쪽이 아플 때도 다른 한쪽에 전혀 피로가 없다고는 생각할 수 없으므로 마사지는 허리 전체에 행할 것.

준비 단계의 마사지

근육을 유연하게 하여 자극을 받아들이기 쉽도록 하기 위해 우선 손바닥으로 가볍게 마사지한다.

① 마사지를 받는 사람은 엎드려 이마 아래에 손을 댄다.

② 마사지를 하는 사람은 두손으로 어깨 근육을 크게 잡은 뒤 손바닥으로 등을 허리까지 비빈다. 부드럽게 피부를 비빈다는 생각으로 행하는 것이 요령이다.

③ 허리 부분까지 비볐으면 두손을 좌우로 비빈다.

④ 이상의 동작을 10회 정도 반복한다.

엄지를 사용한 마사지

준비가 되면 본격적인 마사지로 들어간다.

등뼈를 따라 양쪽에 굵은 근육이 달리고 있다. 우선 이 근육과 등뼈 사이에 있는 오목한 곳에서부터 마사지를 시작한다.

⑤ 등뼈 양쪽에 있는 오목한 곳을 따라 위(胃)의 안쪽에서부터 허리까지를 마사지한다. 마사지를 하는 사람은 사진처럼 좌우의 엄지를 서로 엇갈려 오목한 곳에 댄다.

⑥ 처음에 왼손 엄지로 왼쪽 등뼈의 오목한 곳을 빙글빙글 돌리듯이 눌러 주무른다.

⑦ 다음에 오른손 엄지로 오른쪽 오목한 곳을 빙글빙글 눌러 주무른다. 너무 힘을 주지 않도록 주의한다.

⑧ 1곳 당 5~6회 눌러 주무르면서 점차로 허리쪽으로 마사지를 진행, 이것을 6회 반복한다.

⑨ 오목한 곳의 마사지가 끝나면 이번에는 좌우의 근육 위를 마찬가지로 엄지로 마사지한다.

마무리 마사지

⑩ 다음에 3개의 손가락 배로 원을 그리면서 어깨에서부터 허리까지의 등뼈 오목한 곳을 마사지한다. 오른쪽이 끝나면 왼쪽도 실시한다.

⑪ 근육 위도 오목한 곳과 마찬가지로 3개의 손가락으로 마사지한다.

⑫ 마무리로 손바닥으로 원을 그리면서 등뼈의 옆 오목한 곳과 근육 위를 마사지한다. 모두 기분 좋을 정도의 강도를 기준으로 5~6회 반복한다.

⑬ 마지막으로 준비 단계와 같은 마사지를 한다. 일어날 때는 반드시 옆을 향한 뒤 일어난다.

등 전체를 가볍게 비빈 후에 등뼈 양쪽의 오목한 곳과 근육을 정성스럽게 주무른다.

●준비 단계의 마사지●

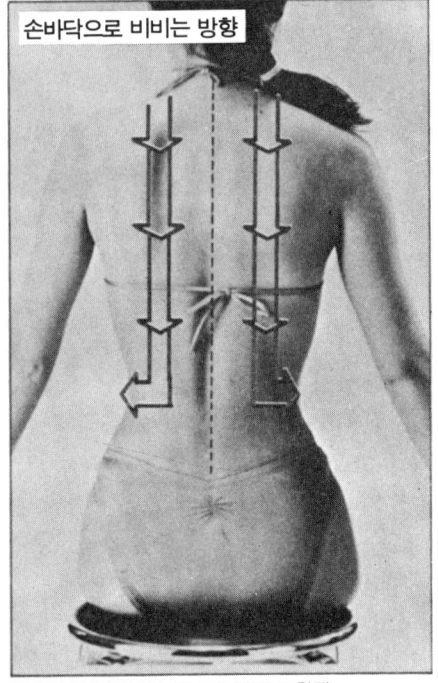

손바닥으로 비비는 방향

어깨에서 허리까지 똑바로 아래를 향해 손바닥으로 비비고, 허리 부분까지 오면 좌우 바깥쪽 방향으로 비빈다.

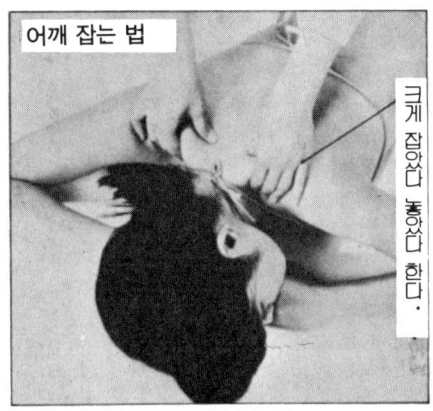

어깨 잡는 법

크게 잡았다 놓았다 한다.

어깨의 근육을 크게 잡았다 놓는다.

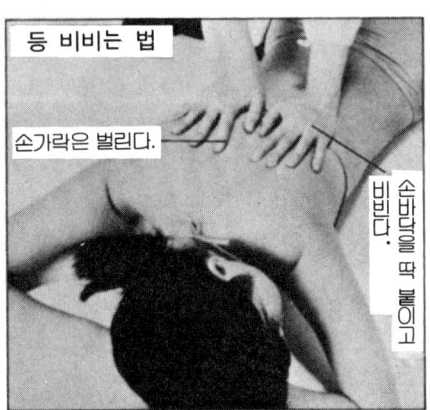

등 비비는 법

손가락은 벌린다.

손바닥을 딱 붙이고 비빈다.

손바닥 전체로 등을 가볍게 비빈다.

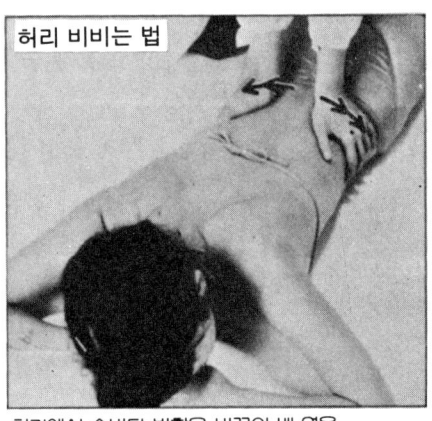

허리 비비는 법

허리에서 손바닥 방향을 바꾸어 배 옆을 향해 비빈다.

● 엄지손가락을 사용한 마사지 ●

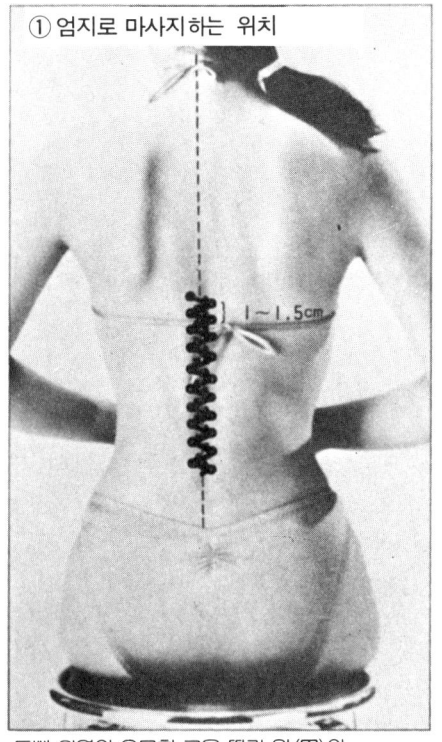

① 엄지로 마사지하는 위치

등뼈 양옆의 오목한 곳을 따라 위(胃)의 안쪽에서부터 허리까지를 좌우 번갈아 마사지한다.

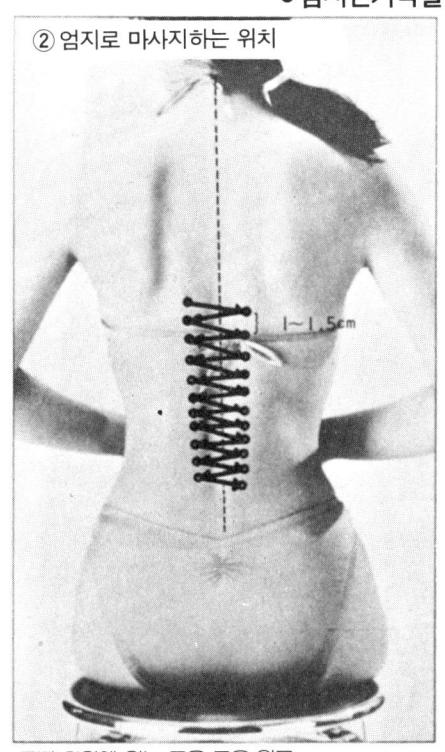

② 엄지로 마사지하는 위치

등뼈 양옆에 있는 굵은 근육 위를 번갈아 좌우 엄지로 마사지한다.

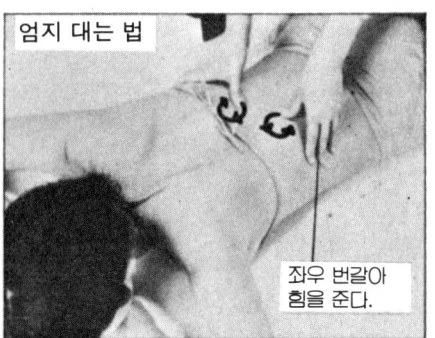

엄지 대는 법

상하로 빗겨가면서 등뼈 좌우에 엄지를 대고 번갈아 힘을 넣는다.

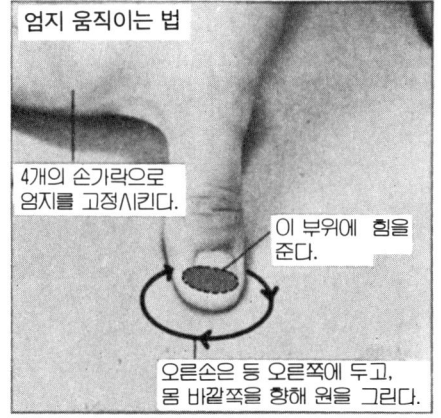

엄지 움직이는 법

집게손가락에서 새끼손가락까지 4개의 손가락으로 지탱하고 엄지를 고정시켜 밖으로 작게 원을 5~6회 그린다.

● 마무리 마사지 ●

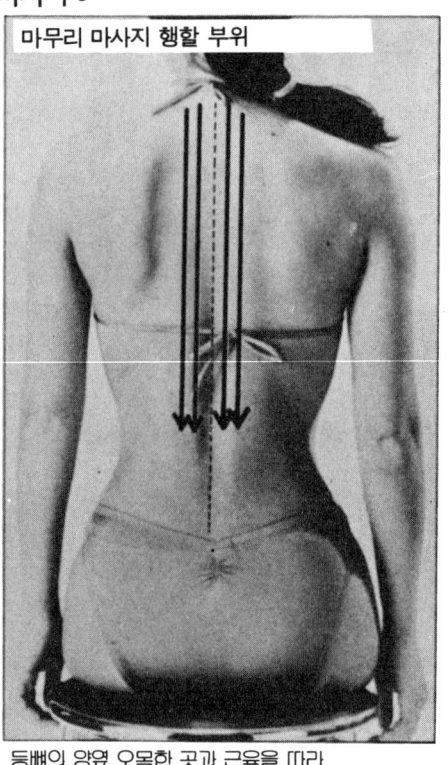

마무리 마사지 행할 부위

등뼈의 양옆 오목한 곳과 근육을 따라 어깨에서 허리까지를 가볍게 마사지 한다.

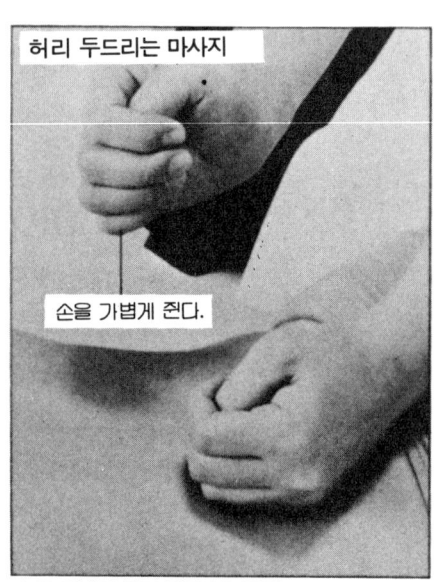

허리 두드리는 마사지

손을 가볍게 쥔다.

손을 가볍게 쥐고 허리 부분만을 리드미컬하게 톡톡 두드린다.

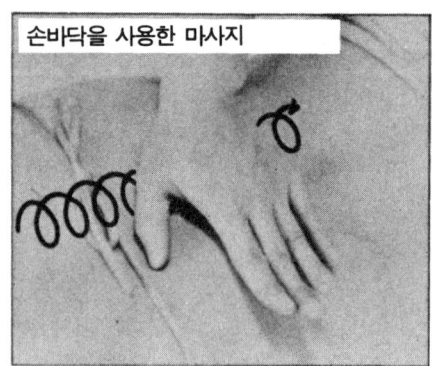

손바닥을 사용한 마사지

손바닥, 특히 수근부(手根部 : 손 뿌리의 볼록한 곳)에 힘을 넣어 원을 그리듯이 눌러 주무른다.

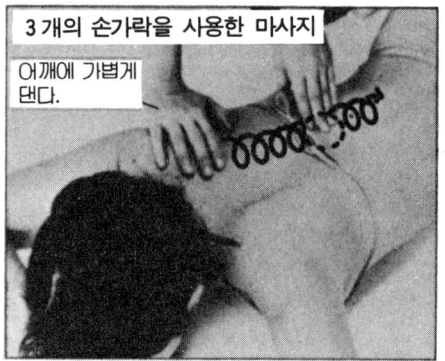

3개의 손가락을 사용한 마사지

어깨에 가볍게 댄다.

사용하지 않는 쪽 손으로 가볍게 어깨를 누르고 집게손가락, 가운데손가락, 넷째손가락의 3개를 모아 원을 그리듯이 마사지한다.

5 허리 통증 제거법

체조로 고친다

　요통은 말을 바꾸면 산소 부족으로 고통을 받는 허리 근육의 비탄이라고도 할 수 있다. 이것을 해소하려는 것이 체조를 행하는 목적이다. 체조로 근육을 늘리거나 수축시키거나 해주면 수축·이완의 펌프 작용으로 혈액순환이 좋아지고 근육이 릴렉스된다.
　그렇다고는 해도 통증이 있으면 좀처럼 몸을 계속해서 움직일 수 없는 것이 또한 사실이다. 그러므로 여기에서는 통증이 없는 방향으로 몸을 움직이면서 요통을 기분 좋게 고치는 체조를 소개하겠다.

양무릎 쓰러뜨리기
　양무릎을 천천히 쓰러뜨리면서 굳은 근육을 푸는 체조이다.
　① 누워서 양무릎을 세운다. 양무릎을 붙이고 발은 가볍게 벌리며, 손은 자연스럽게 배 위에 얹는다.
　② 심호흡을 하고 전신의 힘을 빼어 릴렉스시킨다.
　③ 다음에 무릎을 쓰러뜨리고 기분 좋은 방향을 본다. 우선 양쪽 무릎을 좌우로 천천히 쓰러뜨리고 어느쪽 방향이 기분 좋은지 또는 괴로운지를 조사한다. 무릎을 쓰러뜨렸을 때 통증이 오거나, 당기는 느낌이 있거나 괴롭다고 느껴지면 운동을 중지한다. 통증이 없는 쪽, 괴롭지 않은 쪽을 치료 동작 방향으로 선택하는 것이다.
　④ 일단 방향이 정해지면 5초 정도 시간을 들여 그 방향으로 천천

히 양무릎을 쓰러뜨려 간다. 엉덩이나 허리도 자연스럽게 올라가는데 어깨가 떠서는 안된다.

⑤ 기분 좋게 무릎을 쓰러뜨릴 수 있는 한계까지 달하면 3~5초간 동작을 멈춘다.

⑥ 다음에 전신의 힘을 단숨에 빼고 탄력을 준다. 이것으로 통증으로 긴장되어 있던 근육이 풀린다.

⑦ 탈력(脫力)한 채 2~3초 간 쉬고 다시 양무릎 쓰러뜨리기를 실시한다.

이것을 2~3회 행하면 통증이 풀린다. 운동으로 몸의 비뚤어짐이 수정되므로 움직임이 편해진다.

뒤꿈치 펴기

① 누워서 심호흡을 하여 몸을 릴렉스시킨다.
② 좌우의 뒤꿈치를 번갈아 찔러내고 기분 좋은 쪽을 선택한다.
③ 기분 좋은 쪽 뒤꿈치를 편다는 생각으로 허리에서부터 천천히 찔러낸다. 가장 많이 폈을 때, 3~5초 간 정지하고 탈력한다. 2~3회 반복한다.

이외에 엎드려서 기분 좋은 쪽 무릎을 겨드랑이 아래로 당겨 붙이는 체조도 효과적이다. 모두 1~2회 정도 아침, 저녁으로 행하면 좋을 것이다.

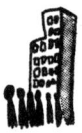

쾌감을 맛본다는 생각에서 기분 좋게 느끼는 방법으로 천천히 몸을 움직인다.

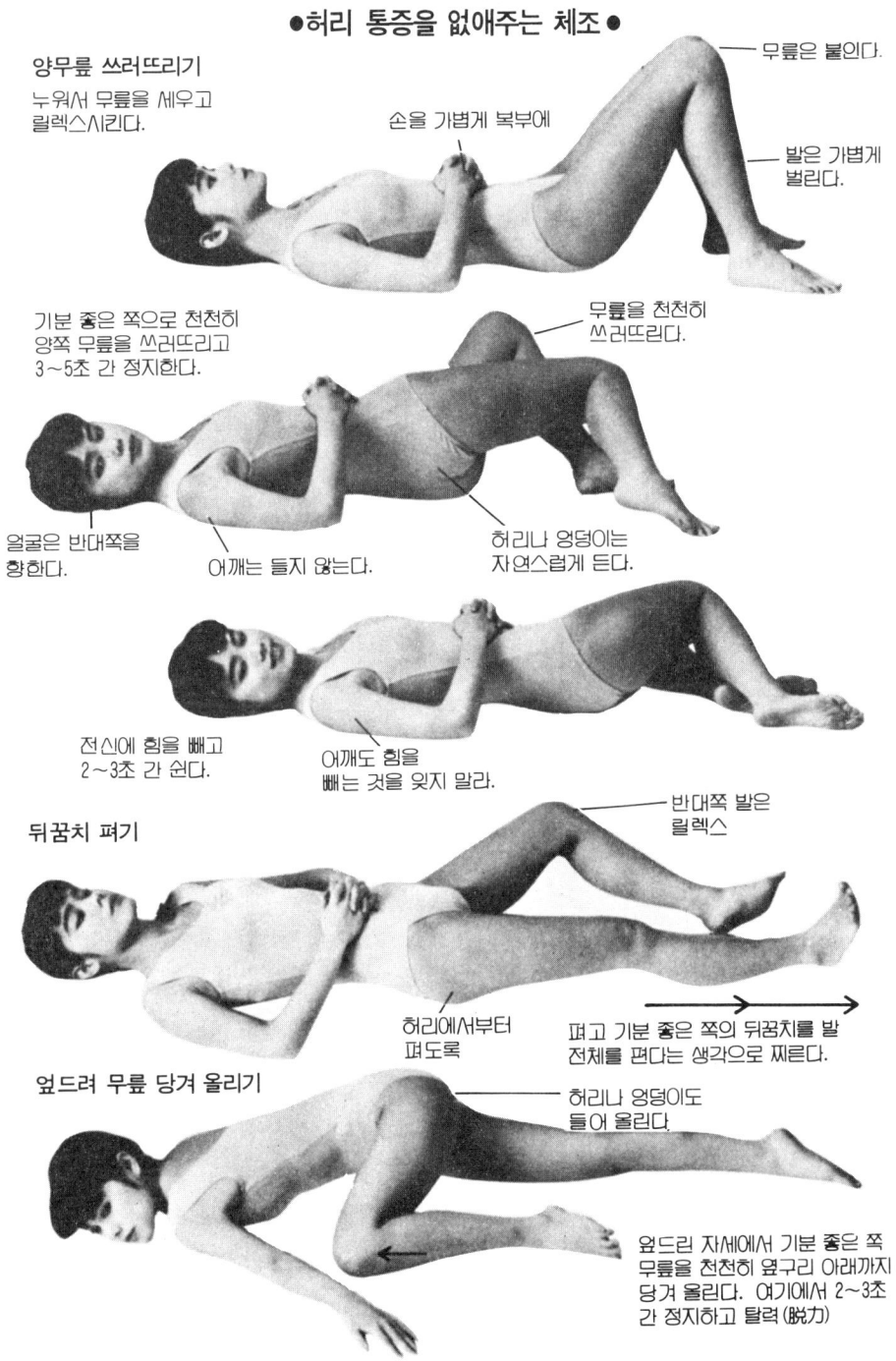

6 허리 통증 제거법

요통 재발을 방지하는 체조

요통 재발을 방지하기 위해서는 등뼈와 관계되는 근육 강화가 꼭 필요하다. 만성적인 요통의 대부분은 운동 부족에 의한 근력 저하가 그 원인이 되어 일어나는 경우가 많기 때문이다.

여기에서는 요통이 있는 사람이라도 무리없이 할 수 있는 운동을 소개하기로 하겠다. 매일 빼놓지 말고 실행하기 바란다. 끈질긴 요통과 인연을 끊기 위해서는 '매일 운동을 계속하는 것'이 무엇보다도 중요하다.

복식 호흡

복근력(腹筋力)이 떨어지면 허리 젖히는 것이 강해져 요통을 일으키는 큰 원인이 된다. 복식 호흡(腹式呼吸)은 복근을 단련하여 허리의 부담을 경감시키는 효과가 있다.

① 누워서 무릎을 세운다. 양쪽 무릎을 맞추고 발 끝을 벌린 채 발가락 끝을 다소 안쪽으로 향한다. 손은 배 위에 얹는다.

② 폐(肺)의 공기를 전부 내보낸다는 생각으로 배가 쏙 들어갈 때까지 천천히 숨을 내뱉는다.

③ 숨을 다 내뱉었으면 배를 천천히 불룩하게 만들면서 빨아들인

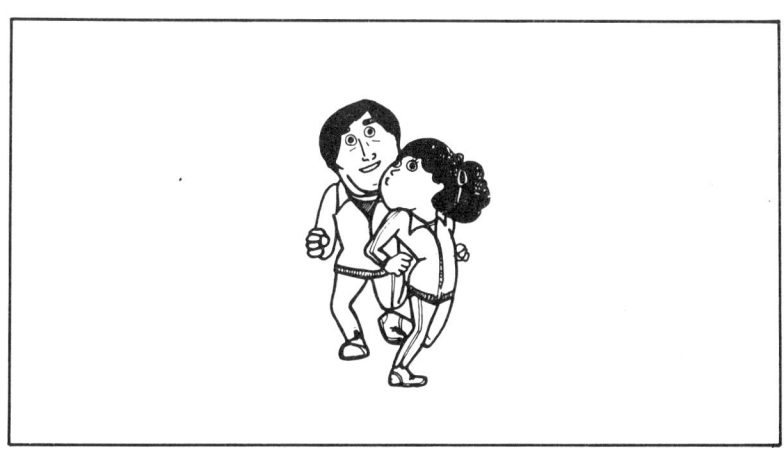

다.
　이상의 동작을 복부가 상하로 움직이는 것을 손으로 확인하면서 반복한다. 숨을 내뱉을 때는 빨아들일 때의 2배 정도의 시간을 들여 천천히 행하는 것이 요령이다. 아침, 저녁 잠자리에서 10분 정도 연습하고 마지막으로 1분 간 2~3회 정도 천천히 호흡 기술을 익히자.
　복식호흡은 복근를 강화할 뿐만 아니라 숨을 뱉을 때 자연히 등근육의 긴장이 풀어지므로 등의 결림을 푸는 데도 최적한 운동이다.

복근 운동
　본격적으로 복근을 강화하는 운동이다.
　① 복식호흡과 같은 자세를 취하는데, 손은 머리 위로 낀다. 잊지말고 무릎을 세우도록.
　② 그대로 천천히 상체를 일으킨다. 완전히 일어나지 말고 어깨가 바닥에서 25㎝ 정도 떨어질 때까지 상체를 일으키는 것이 복근을 단련하는 포인트이다.
　③ 그대로 5초를 버티고 원래의 자세로 돌아간다.
　이 운동은 탄력을 붙이지 말고 천천히 행하는 것이 중요하다. 처음에는 괴롭지만, 1~2회에서 시작하여 익숙해지면 5~10회까지 횟수를 늘린다.

양무릎 안기 운동

단단하게 수축해 버린 등의 근육을 펴고 허리가 젖혀지는 것을 가볍게 하는 운동이다.

① 무릎을 세우고 누운 자세에서 양손으로 각각의 두발을 안는다. 이때 가능한 넓적다리를 벌린다.

② 그대로 두발을 양쪽 겨드랑이 아래로 당겨 붙인다. 10~20회 정도.

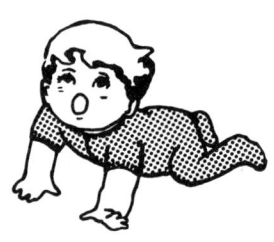

재발 방지에는 복근 강화가 제일. 체조는 반드시 무릎을 세운 자세에서 출발한다.

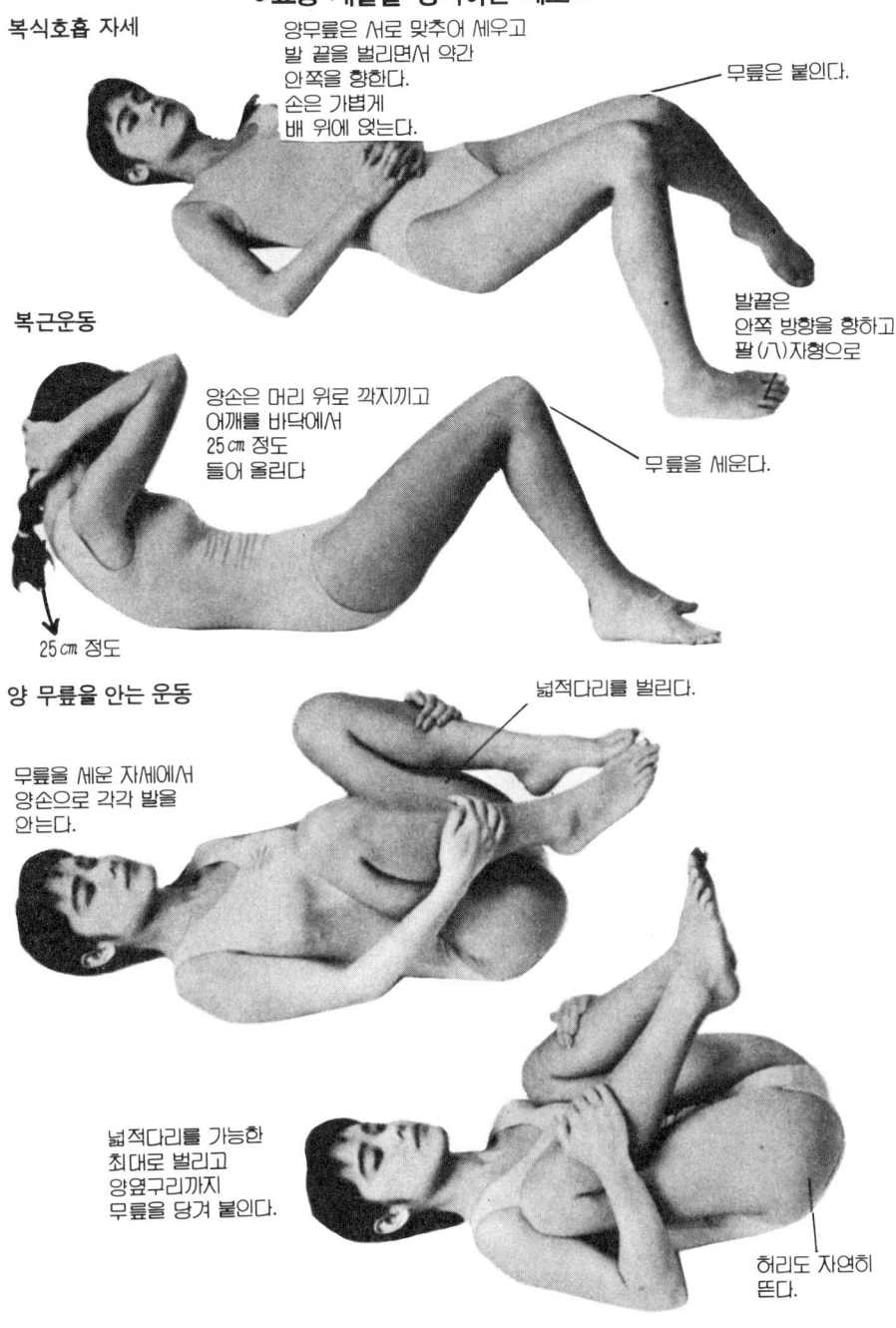

1 허리 통증 제거법

허리 피로, 나른함을 제거하는 체조

장시간의 회의나 익숙치 않은 작업, 서서 작업하는 일 등이 계속되면 요통을 가지고 있는 사람은 아무래도 허리가 무거워지고 피로해진다.

이럴 때, 호흡법을 가한 체조를 행하면 근육의 긴장이 풀리고 혈액 순환을 좋게 하는 효과도 배가되므로 허리 피로가 곧 제거된다.

허리 꼬기 운동

특히 앉아 웅크리고 작업을 하여 허리가 피로할 때 효과가 있다.

① 누워서 두손을 벌리고 손바닥은 위를 향한다. 그대로 숨을 내뱉는다.

② 다음에 숨을 들이마시면서 오른쪽 무릎을 90도로 구부리면서 들어 올린다.

③ 이번에는 숨을 내뱉으면서 들어올린 무릎이 바닥에 닿도록 반대쪽으로 쓰러뜨린다.

④ 그대로 자연스럽게 호흡하면서 10초 간 정지한다.

⑤ 다음에 숨을 빨아들이면서 ②의 자세로 되돌아가고 숨을 내뱉으면서 천천히 발을 내린다.

⑥ 좌우 같은 운동을 행한다.

이상의 운동을 좌우 교대로 3회씩 행한다. 근육의 결림이 풀려 허리가 상쾌해진다.

가슴 젖히기 운동

등 근육을 단련하여 등의 결림을 푼다.

① 엎드려서 턱을 바닥에 붙이고 얼굴은 정면을 향한다. 손바닥은 위로 향하고 팔을 몸 측면에 가볍게 댄다. 이때도 숨을 내뱉는다.

② 숨을 빨아들이면서 조용히 상체를 일으키고 그대로 숨을 멈추고 2~3초 간 정지한다.

③ 천천히 숨을 내뱉으면서 원래의 자세로 되돌아간다.

④ 턱이 바닥에 닿을 때 탈력(脫力)한다.

⑤ 15초 정도 휴식, 또 같은 운동을 반복한다.

3회 정도 반복하면 등근육의 혈액순환이 좋아진다. 매일 계속하면 근육 강화에도 효과적이다.

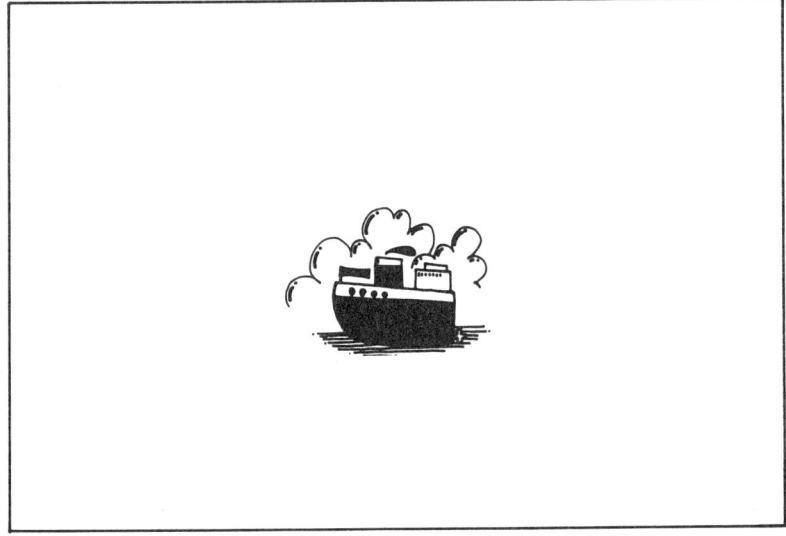

고양이 운동

고양이처럼 등을 구부리기도 하고 젖히기도 하여 요통이나 등의 결림을 푸는 운동이다.

① 네 발로 기는 자세를 취한다.

② 숨을 내뿜으면서 등을 구부려 배꼽을 본다. 그대로 숨을 멈추고 2~3초 간 정지한 다음, 숨을 내뿜으면서 원래의 자세로 되돌아간다.

③ 마찬가지로 숨을 내뿜으면서 상체를 젖히고 2~3초 간 정지하여 원래로 되돌아간다.

모두 처음에는 호흡 방법이 어렵지만 익숙해지면 자연스럽게 할 수 있게 된다.

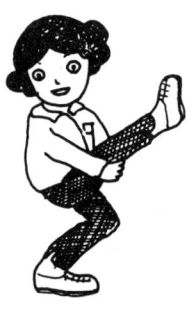

호흡에 맞추어 운동을 하면 근육 결림이 풀리고 자연히 운동이 스무스해진다.

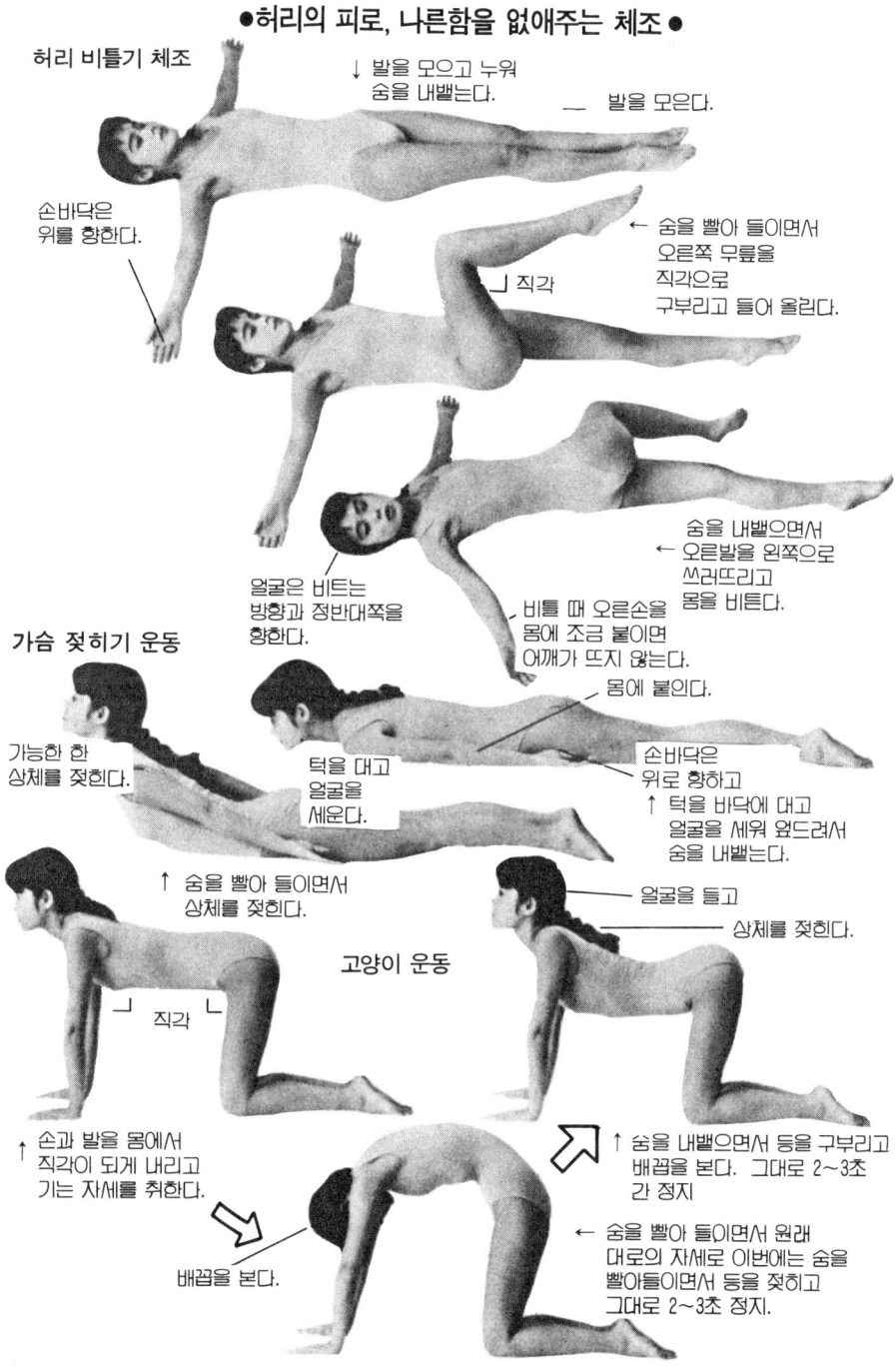

8 허리 통증 제거법

허리가 삐걱하면 우선 이렇게 한다

세면대에서 세안할 때나 무거운 짐을 들어올리는 순간, 허리에 격통(激痛)이 일어날 때가 있다.

이것이 소위 삐걱하는 허리이다. '악녀의 일격'이라는 별명이 있을 정도로 그 통증은 격렬하다. 그러나 아픈 만큼 이상이 있는 경우는 적어 대부분 안정을 취하고 2~3일이면 낫는다.

그러나 삐걱하는 일이 반복되는 동안에 드디어 추간판 헤르니아를 일으키는 일도 있으므로, ① 평소부터 운동을 하여 근육을 단련하고 ② 통증이 일어나면 되도록 안정을 취하여 아픈 장소를 완전히 고치도록 한다.

안정 방법

허리를 삐걱 다쳤을 때는 우선 누워 있는 것이 허리에 있어서는 무엇 보다도 안정이 되고, 소파 등에 걸터앉아 쉬는 것은 발에는 휴식이 되어도 허리에는 큰 부담이 되는 것이다.

① 허리에 부담이 가지 않는 자세

발을 ㄱ자로 구부리고 옆으로 누우면 허리의 근육이 풀리고 통증

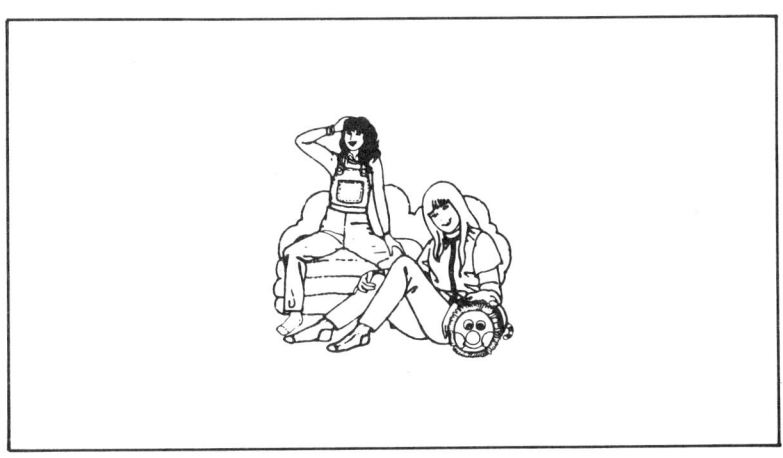

도 나아진다.

이 자세는 삐걱한 허리 뿐만이 아니고 요통을 완화시키는 데 이상적인 수면 자세이다.

또 지나치게 푹신한 이불이나 침대는 엉덩이 부분이 가라앉아 등이 부자연스러운 형으로 반복된다. 이불은 다소 딱딱한 것으로 하고, 침대인 경우에는 매트 위에 베니아판을 깔고 그 위에 이불 1장을 깔아도 좋을 것이다.

베개도 너무 크거나 너무 푹신한 것은 피하고 딱딱한 듯한 베개로 머리가 15도 정도 들어 올려지는 것을 선택한다.

② 통증을 완화시키는 자세

통증이 제거되기까지는 하루 중에도 화장실이나 식사 시간 이외에는 누워서 안정을 취한다.

앞서 서술한 방법으로 누워 있는 것도 좋지만 똑바로 누울 때는 ① 발 아래에 쿠션이나 이불을 2~3장 겹쳐 깔거나 ② 의자 위에 발을 얹는 방법을 취한다.

무릎 관절을 충분히 구부려 두면 등뼈가 똑바로 뻗어 허리 통증이 완화된다.

냉습포 방법

당장의 통증을 일시적으로라도 완화시키고 싶을 때는 냉습포를 이용한다.

① 허리 아래에 쿠션이나 큰 베개를 깔고 엎드리거나 옆으로 눕는다.

② 찬 아이스팩에 타올을 감아 허리 부위를 20분 정도 식혀준다.

단, 지나치게 차게 하면 혈액순환을 악화시키므로 1일째나 2일째 정도로 해둔다.

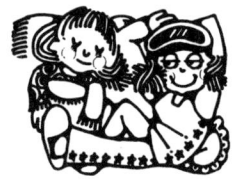

삐걱한 허리에는 무릎 관절을 충분히 구부리며 아무튼 안정을 취하고 누워 있는다.

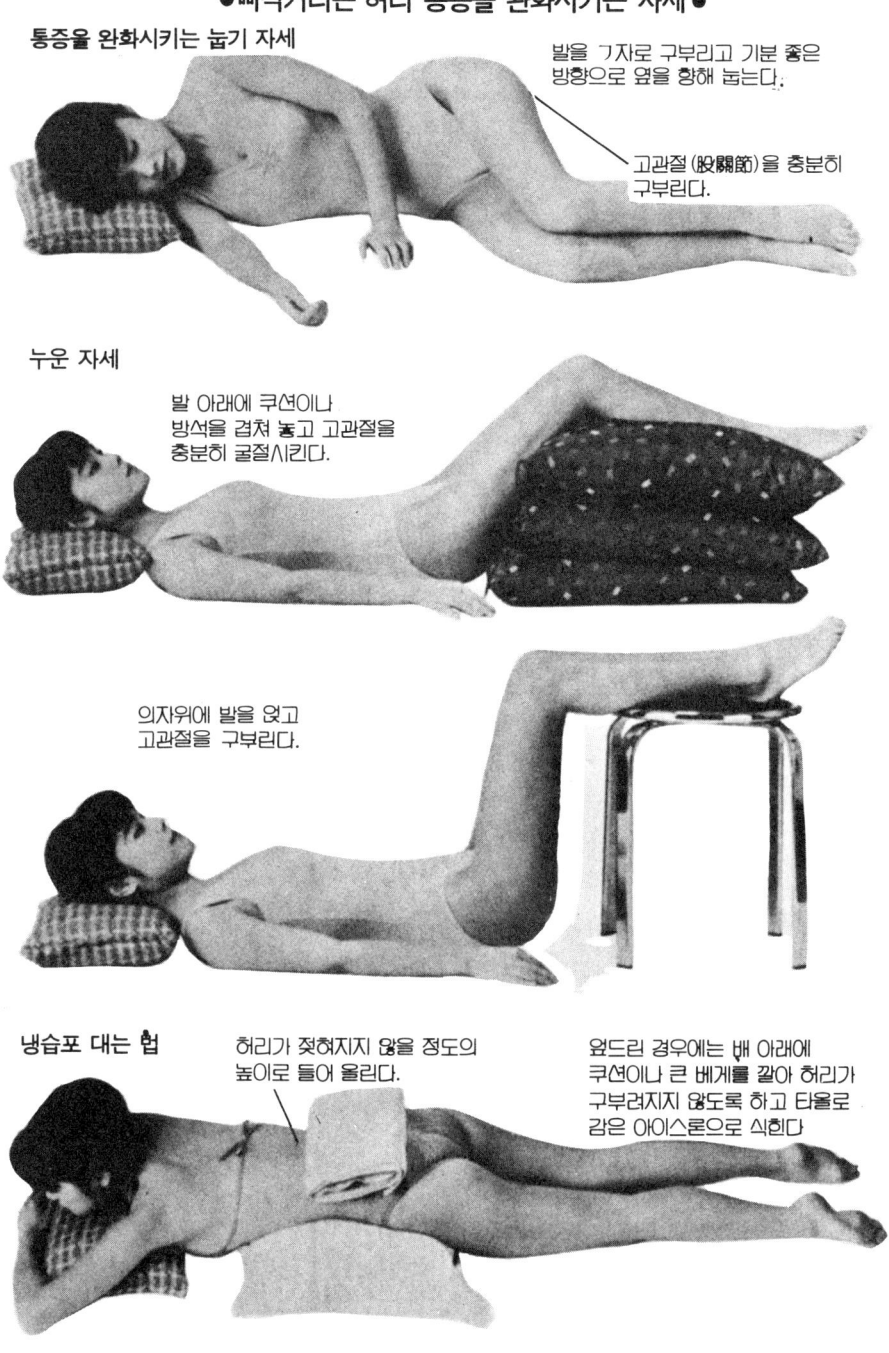

1 좌골신경통을 고치는 급소 지압

좌골신경통을 고치는 급소 지압

　허리에서부터 하퇴(下腿), 특히 발 안쪽에 걸쳐 달리는 통증을 속칭 좌골신경통(坐骨神經痛)이라고 한다. 원인은 여러 가지이지만 가장 많은 것은 추간판 헤르니아에 의해 좌골신경이 압박된다는 경우이다.
　원인을 찾아내어 그 치료를 하는 것이 중요하지만, 발이 무겁고 저리며 당기는 통증이 있는 증상을 완화시키는 데는 급소 지압이 효과적이다.

좌골신경통에 효과가 있는 급소
　좌골신경은 허리에서는 그 부근에 있는 급소를, 발에서는 좌골신경을 따라 분포하는 급소를 각각 지압한다.
　관원유(關元兪)… 제5 요추와 제1 선골 사이의 높이에 있는 급소이다. 허리 양쪽에 벨트를 할 때 닿는 뼈가 튀어나온(장골릉 ; 腸骨稜) 곳이 있다. 이 2개의 뼈를 이은 선에서 손가락 폭 2개 만큼 아래로, 등뼈에서부터 손가락 폭 2개 만큼 바깥쪽에 있는 급소이다.
　상료(上髎)… 상료, 차료, 중료는 모두 선골(仙骨)에 있는 구멍의 바로 위에 위치하는 급소이다. 상료는 관원유에서 손가락 폭 1개 만큼 아래이며, 배꼽에서 손가락 폭 1개 만큼 바깥쪽 오목한 곳에 있다. 오목한 곳을 더듬으면서 위치를 확인하기 바란다.

차료(次髎)··· 상료에서 손가락 폭 1개 만큼 아래의 곳으로, 오목한 곳을 찾는다.

중료(中髎)··· 차료에서부터 손가락 폭 1개 만큼 아래에 있는 급소이다. 선골 위에서 3번째 구멍 위에 해당한다.

승부(承扶)··· 엉덩이 아래의 급소이다. 직립하면 엉덩이 아래에 주름이 생긴다. 여기는 좌골신경이 통하는 길로 신경통이 나타나기 쉬운 곳이므로 정성스럽게 지압한다. 엉덩이를 눌러 올리는 듯한 기분으로 누르면 효과가 있다.

은문(殷門)··· 넓적다리의 안에 있는 급소이다. 엉덩이 아래에 있는 승부와 무릎 안쪽에 있는 위중을 잇는 선의 중앙에 있다.

위중(委中)··· 무릎 안에 있으며, 무릎 중앙에 있는 급소이다. 여기는 가볍게 주무른다.

이상의 발의 급소는 아픈 쪽만을 지압한다.

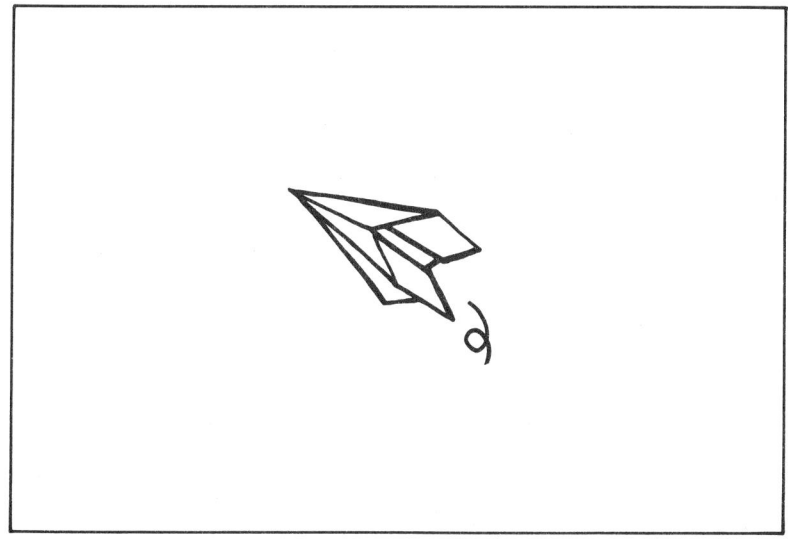

급소 지압법

지압은 엎드린 자세로 다른 사람이 해준다.

① 허리가 아플 때는 허리 아래에 큼직한 베개를 깔거나 옆으로 향하는 자세로 지압을 받는다.

② 지압을 하는 사람은 허리에서 발을 향해 지압한다. 좌우 대칭의 급소는 양쪽 엄지에 체중을 실듯이 하여 균등하게 지압한다. 특히 엉덩이나 넓적다리의 급소는 지방(脂肪)이 두꺼우므로 조금 힘을 넣어 지압을 한다.

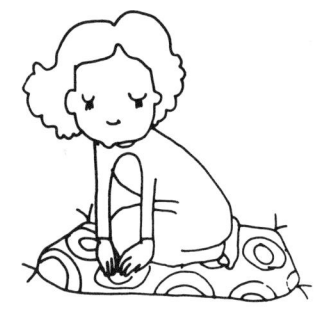

좌골신경의 흐름에 따라 허리에서부터 발에 분포하는 급소를 엎드린 자세로 지압.

●좌골 신경통을 치료하는 급소 지압●

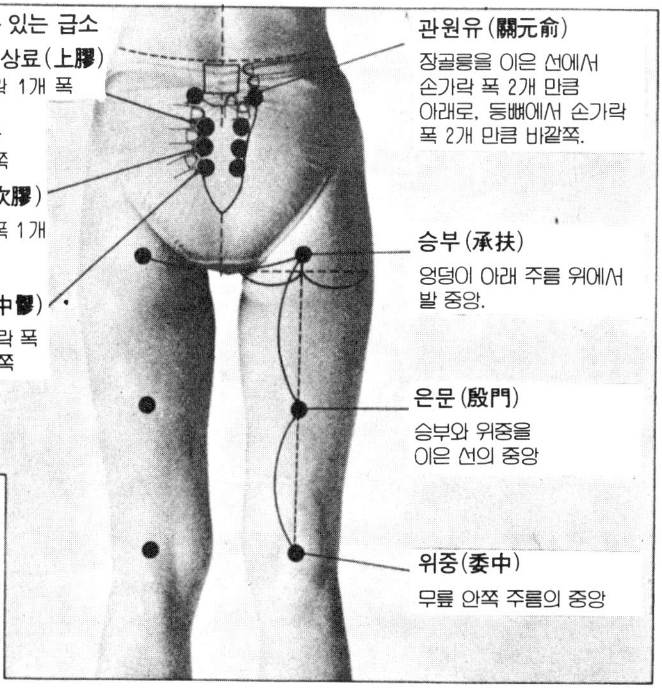

좌골 신경통에 효과가 있는 급소

상료(上髎)
관원유에서 손가락 1개 폭 만큼 아래로, 등에서부터 손가락 폭 1개 만큼 바깥쪽

차료(次髎)
상료에서 손가락 폭 1개 아래쪽

중료(中髎)
차료에서 손가락 폭 1개 만큼 아래쪽

관원유(關元俞)
장골릉을 이은 선에서 손가락 폭 2개 만큼 아래로, 등뼈에서 손가락 폭 2개 만큼 바깥쪽.

승부(承扶)
엉덩이 아래 주름 위에서 발 중앙.

은문(殷門)
승부와 위중을 이은 선의 중앙

위중(委中)
무릎 안쪽 주름의 중앙

관원유 누르는 법

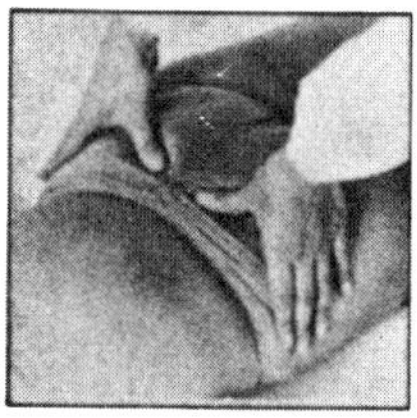

중료 누르는 법
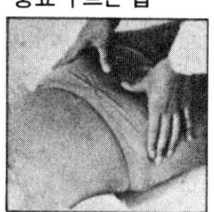

차료 누르는 법
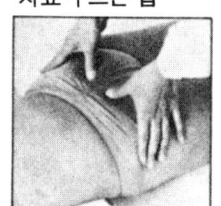

상료 누르는 법
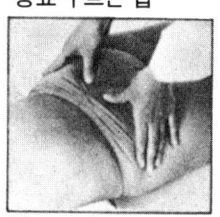

허리 급소는 좌우 모두 균등하게 힘을 주어 누른다.

위중 누르는 법
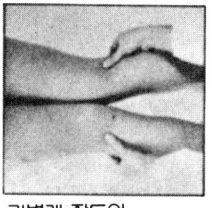
가볍게 잡듯이

은문 누르는 법
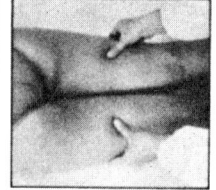
다소 강하게 누른다

승부 누르는 법
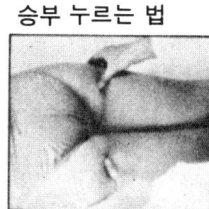
엉덩이 아래에서 밀어 올리듯이 누른다.

지압 자세
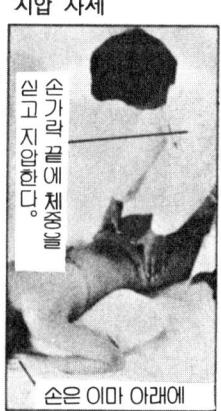

손가락 끝에 체중을 싣고 지압한다.

손은 이마 아래에

지압을 받는 사람은 엎드려서 배 아래에 베개를 깐다.
지압을 하는 사람은 손 끝에 체중을 싣고 좌우의 급소를 균등하게 누른다.

2 좌골신경통을 고치는 급소 지압

좌골신경통을 제거하는 마사지

　좌골신경통의 통증은 신경이 압박되고 있는 부위나 정도에 따라 여러 가지가 있다.
　그러나 어떤 경우이든 목욕(발을 30분 정도 씻는 것도 좋다)이나 마사지로 근육의 결림을 풀고 신경의 압박을 풀면 통증이 가벼워진다.
　허리가 아플 때는 만성 요통의 경우와 마찬가지로 마사지를 행하는데, 아픈 부위는 특히 정성을 들인다. 또 엉덩이에서 발에 걸쳐 아픈 경우에는 다음과 같은 마사지를 행한다.

발 마사지
　마사지는 통증이 있는 쪽 발에만 행한다.
　① 마사지를 받는 사람은 아픈 쪽 발을 위로 하고 발을 ㄱ자로 구부려 옆으로 눕는다.
　② 우선 손바닥을 사용하여 엉덩이 중앙을 원을 그리듯이 누르고 넓적다리의 중앙 반쪽을 무릎 안쪽 위까지 마사지한다.
　③ 발과 엉덩이의 경계를 알았으면 대퇴골의 뼈 머리가 나와 있는 곳(대전자(大轉子) : 옆으로 누웠을 때 가장 높아지는 부분)이 있

다. 이번에는 여기에서 발의 바깥쪽을 따라 근육 위를 무릎까지 눌러 주무른다. 엄지를 제외한 4개의 손가락으로 1곳 당 5~6회 원을 그리면서 마사지한다.

④ 다음에 무릎에서 아래의 하퇴 부분을 엄지의 배쪽으로 마사지한다. 경골(脛骨) 바깥쪽을 만지면 굵은 근육이 있다는 것을 알게 되는데, 이 근육과 경골 사이의 오목한 곳에 엄지의 배를 대고 원을 작게 그리면서 눌러 주무른다. 무릎 아래에서 바깥 복사뼈 위까지 손가락을 비비면서 주무른다.

⑤ 여기에서 마사지를 받는 사람은 누운 자세로 다시 넓적다리에서부터 마사지를 시작한다.

⑥ 아픈 쪽의 넓적다리 안쪽을 4개의 손가락으로 원을 그리면서 마사지한다. 발 뿌리에서부터 무릎 위까지 조금씩 주무른다.

⑦ 다음은 하퇴 안쪽의 마사지이다.

이번에는 무릎에서 안쪽 근육 사이를 4개의 손가락으로 주무른다. 4개의 손가락을 가지런히 하여 원을 그리면서 주무른다. 안쪽 복사뼈 위까지 마사지한다.

⑧ 마지막으로 발 안쪽을 주물러 푼다. 양손의 4개 손가락으로 발의 장심을 잡고 두손에 번갈아 힘을 넣어 주무른다.

발 양쪽을 제외한 마사지는 손가락 배로 작은 원을 그리듯이 행하는 것이 요령이다.

각 부분마다 5~6회씩 반복하도록 한다.

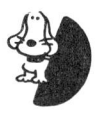

손가락의 배쪽으로 1군데에 각 5~6회, 작게 원을 그리면서 마사지를 해간다.

●좌골신경통을 치료하는 마사지●

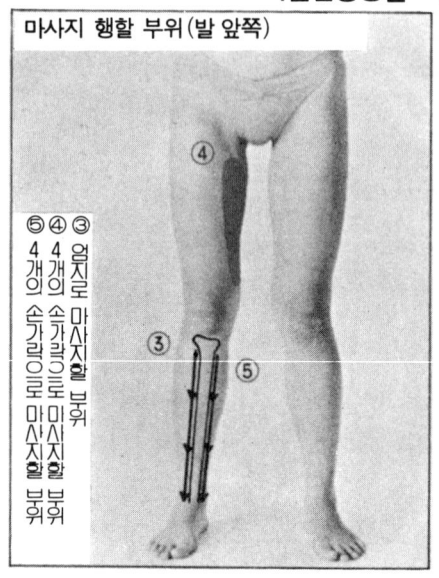
마사지 행할 부위(발 앞쪽)

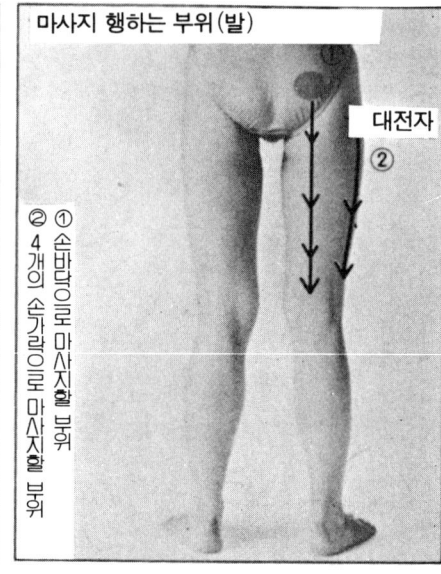
마사지 행하는 부위(발)
대전자

옆으로 누워 행하는 마사지

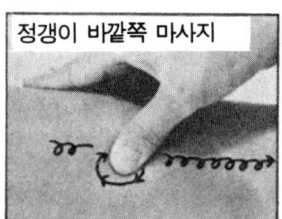
정갱이 바깥쪽 마사지
엄지로 정갱이와 근육 사이 오목한 곳을 원을 그리면서 눌러 주무른다.

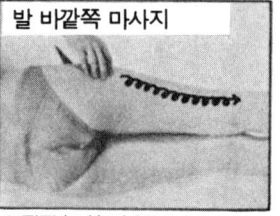
발 바깥쪽 마사지
대전자(大轉子)에서부터 무릎 위까지를 4개의 손가락으로 마사지해 간다.

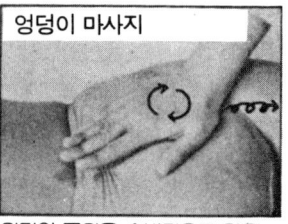
엉덩이 마사지
엉덩이 중앙을 손바닥으로 원을 그리면서 눌러 주무르고 그대로 넓적다리 뒷면으로 손바닥을 빗겨 간다.

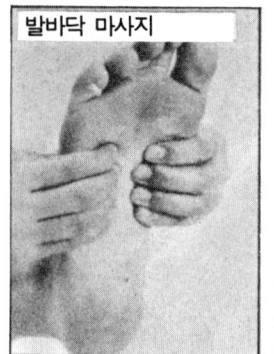
발바닥 마사지
양손으로 번갈아 발바닥을 잡아 주물러 푼다.

누워서 행하는 마사지

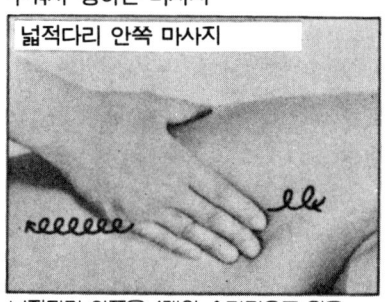
넓적다리 안쪽 마사지
넓적다리 안쪽을 4개의 손가락으로 원을 그리면서 무릎 위까지 주무른다.

1. 무릎 통증 제거법

따뜻이 하여 고친다

중고령이 되면 뼈의 노화나 근력의 저하에 동반되어 무릎의 통증을 호소하는 사람이 늘어난다. 그 원인으로 가장 많은 것이 슬관절(膝關節)의 변형에 의해 일어나는 변형성 슬관절증(變形性膝關節症) 등인데 이외에도 류마치스나 신경통, 피로 등 여러 가지 원인을 생각할 수 있다.

그러나 류마치스의 급성기(急性期)나 염좌(捻挫) 등과 같이 무릎의 염증(발열이나 발적)이 있는 경우를 제외하면 통증은 환부를 따뜻하게 하면 훨씬 편해진다. 환부를 따뜻하게 하면 근육이나 힘줄 등의 긴장이 풀리고 혈액 속에 쌓여 있던 발통물질(發痛物質)도 밀려나가기 때문이다.

무릎이 아플 때는 가까이 있는 것을 이용하여 환부를 30분에서 1시간 정도 따뜻하게 하자. 통증이 완화되는 것과 동시에 무릎의 움직임도 편안해진다.

증기 타올을 사용해서

증기 타올로 무릎 전체를 감싸듯이 온습포를 한다.
① 타올을 뜨거운 물에 담근 뒤, 잘 짜서 증기 타올을 만든다.
② 거즈를 1~2장 겹쳐 무릎 전체를 감싼다. 관절 보다 조금 넓게 댄다.

③ 그 위에 적당한 크기로 접은 증기 타올을 대고 무릎을 감싼다. 그대로 전체를 비닐로 딱 덮는다.

④ 그 위에 붕대를 감아 증기 타올을 고정시킨다.

이렇게 하여 20분에 1회 정도로 증기 타올을 다시 만들면서 무릎을 1시간 정도 따뜻하게 한다. 요통의 항에서 서술했듯이 생강 증기타올을 만들면 더욱 효과적이다.

드라이어를 사용하여

드라이어로 무릎을 중심으로 발을 따뜻하게 한다.

① 무릎이 아픈 사람은 엎드려 아픈 쪽 발바닥, 특히 장심을 드라이어로 10분 정도 따뜻하게 해 받는다.

② 다음에 아픈 무릎을 향해 드라이어를 대고 5~10분 간 환부를 따뜻하게 한다.

③ 다시 엎드려 무릎 안쪽을 5~10분 간 따뜻하게 한다.

드라이어는 20~30㎝ 정도 떼고, 뜨거움이 느껴지면 바람의 방향을 바꾸어 화상을 입지 않도록 주의한다.

사용하다 버린 카이로를 사용하여

무릎을 간단히 따뜻하게 하기 위해서는 사용하다 버린 물통을 사용하는 것도 좋을 것이다. 뜨거워지면 천으로 싸서 때때로 위치를 바꾸면서 무릎 전체를 안쪽까지 따뜻하게 한다.

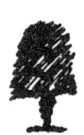

증기 타올이나 사용하다 버린 카이로 등으로 무릎 끝 뿐만이 아니고 안쪽까지도 따뜻하게 한다.

● 무릎을 따뜻하게 하는 법 ●

드라이어를 사용하여

발바닥을 따뜻하게 하는 법

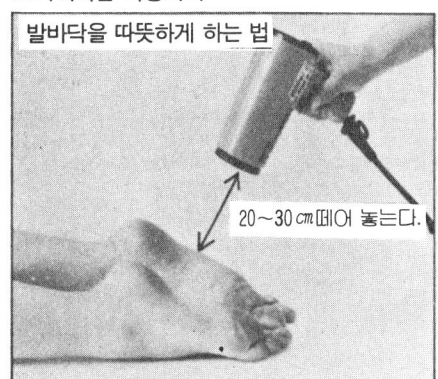

20~30 cm 떼어 놓는다.

장심을 중심으로 발바닥에 10분 정도 온풍을 댄다.

증기 타올을 사용하여

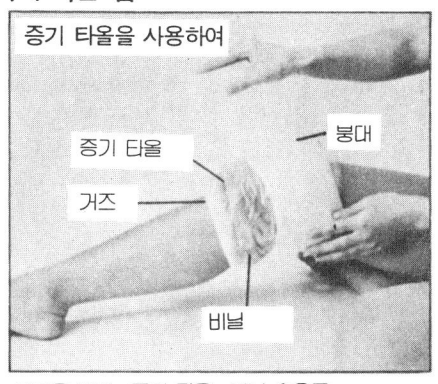

붕대
증기 타올
거즈
비닐

무릎을 거즈, 증기 타올, 비닐 순으로 감싸 붕대를 고정시킨다.

무릎을 따뜻하게 하는 법

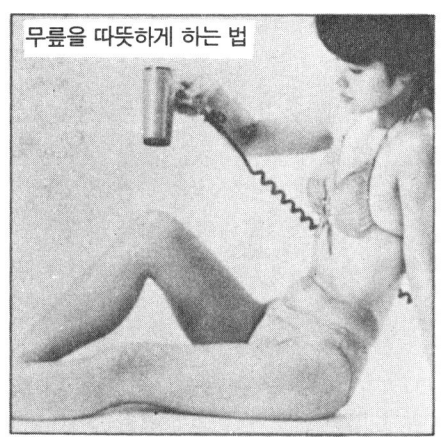

아픈 부위를 중심으로 무릎 주위를 넓게 따뜻하게 한다.

다 쓴 손난로를 사용해서

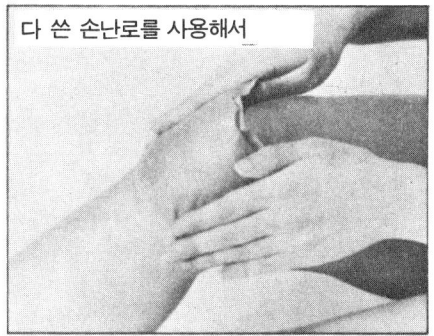

손난로를 사용해서 무릎 안쪽을 따뜻히 한다.

무릎 안쪽을 따뜻하게 하는 법

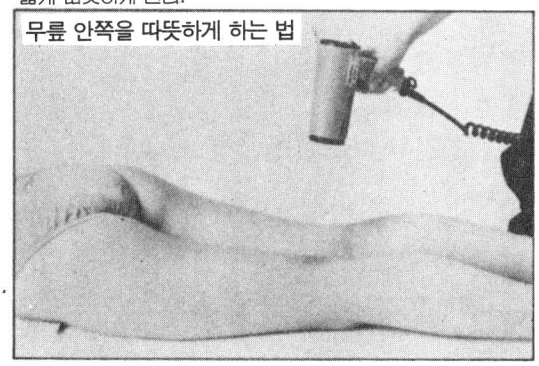

엎드려 무릎 안을 넓게 따뜻히 한다.

2 무릎 통증 제거법

담배뜸으로 고친다

무릎이 아프면 걷는 것이 괴로울 뿐만 아니라 정좌(正座)할 수도 없고, 계단 오르내리기도 괴로워지는 등 일상생활까지 부자유스러워진다.

이럴 때, 급소 지압을 하면 통증이 완화되고 발의 움직임도 편해진다.

변형성 슬관절증이나 신경통, 류마치스의 만성기, 지나친 비만에서 오는 무릎 통증 외에 조깅 등에 의한 무릎 통증, 뇌졸중(腦卒中) 후의 발 마비 등에도 효과적이다.

무릎 급소 찾는 법

모두 슬관절의 오목한 곳에 있는 급소이다.

학정(鶴頂)… 슬개골, 속칭 뚜껑 바로 위에 있는 급소이다. 가볍게 무릎을 세우면 무릎의 뚜껑을 분명히 알 수 있다. 이 뚜껑 위(대퇴부쪽)중앙 다소 오목한 곳이다.

내슬안(內膝眼)… 슬관절의 중앙 안쪽에 있는 급소이다. 무릎을 세우면 뚜껑 아래에 2개의 오목한 곳이 생긴다. 이중 안쪽 오목한 곳이 내슬안이다.

외슬안(外膝眼)… 두 개의 오목한 곳 중 내슬안의 반대에 있는 무릎 바깥쪽의 오목한 곳에 해당한다.

담배뜸 방법

급소의 자극은 효과가 높고 게다가 무릎이 아픈 사람이라도 편하게 사용할 수 있는 담배뜸이 가장 적합하다.

① 아픈 쪽 다리를 가볍게 세운다.
② 학정(鶴頂) 급소에 담배불을 가까이 대고 뜨거우면 떼는 동작을 5~7회 반복한다.
③ 마찬가지로 내슬안, 외슬안 급소에도 담배뜸을 한다.

담배뜸은 통증 뿐만이 아니라 무릎에 고인 물을 제거하는 효과도 있다. 뜨거움을 참아 화상을 입지 않도록 주의한다.

간이뜸 방법

시판되고 있는 간이뜸이라도 담배뜸에 가까운 효과를 얻을 수 있다. 보통의 뜸에 비해 다소 자극이 약하므로 1군데에 7~10개씩 간이뜸을 행하는데 뜨거움을 느끼면 제거하도록 한다.

피부가 약한 사람은 특히 화상에 주의한다.

지압 요령

통증이 그다지 심하지 않으면 급소 지압도 좋을 것이다. 또 강압(強壓)은 금물이다. 무릎을 세우고 엄지를 학정에, 집게손가락과 가운데손가락을 각각 내슬안과 외슬안에 대고 뚜껑을 돌린다는 생각으로 가볍게 움직인다. 너무 오래 하면 염증의 원인이 되므로 2~3분 간으로 멈춘다.

아픈 쪽 발을 가볍게 세우고 무릎 주위에 있는 급소에 담배불을 가까이 댄다. 수회.

●담배뜸 하는 방법●

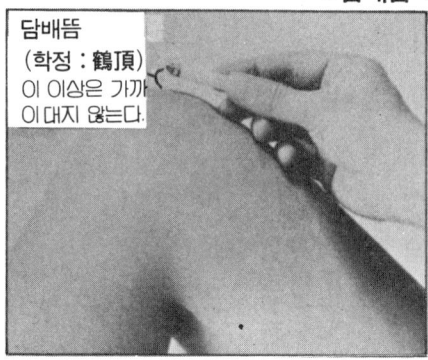

담배뜸
(학정 : 鶴頂)
이 이상은 가까이 대지 않는다.

담배불을 급소 가까이 대고 열을 느끼게 되면 뗀다.

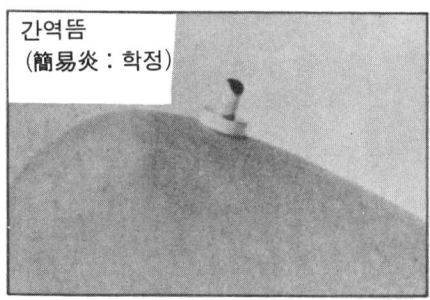

간역뜸
(簡易炎 : 학정)

급소 1곳 당 7~10개를 둔다.

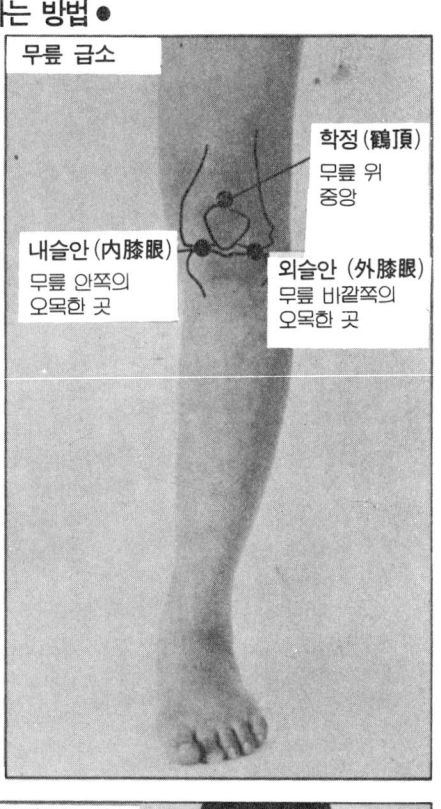

무릎 급소

학정(鶴頂)
무릎 위 중앙

내슬안(內膝眼)
무릎 안쪽의 오목한 곳

외슬안(外膝眼)
무릎 바깥쪽의 오목한 곳

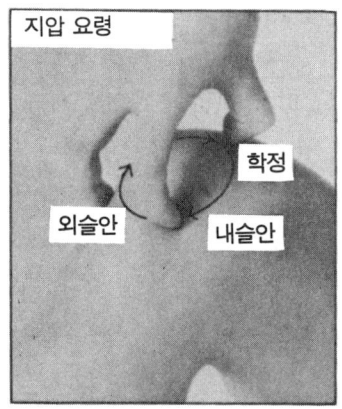

지압 요령

학정
외슬안 내슬안

오른쪽 무릎이 아플 때는 엄지를 학정, 집게손가락을 내슬안, 가운데손가락을 외슬안에 대고 슬개골을 가볍게 잡는다. 그대로 천천히 손목으로 크게 원을 그리듯이 움직인다.

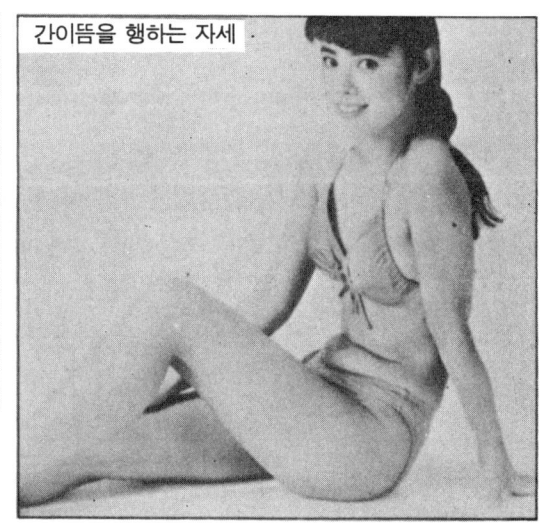

간이뜸을 행하는 자세

담배뜸과 간이뜸은 전부 다 무릎을 세우고 행한다.

3 무릎 통증 제거법

무릎 안쪽의 통증을 멈추게 하는 지압법

무릎 통증 중에서도 가장 많은 것이 무릎 안쪽의 통증이다. 이것은 변형성 슬관절증에 많은 증상으로, 계단을 오르내릴 때 통증을 호소하는 경우가 많은 것 같다.

계단을 내려갈 때는 오를 때의 몇 배의 힘이 무릎에 가해진다고 여겨진다.

이런 무릎 안쪽의 통증에는 다음 8가지의 급소가 효과적이다.

무릎의 급소와 그 지압법

곡천(曲泉)··· 무릎을 구부리면 무릎 안쪽에 주름이 생긴다. 이 주름 선단에 있는 것이 곡천이다. 급소 바로 아래에 뼈가 있으므로 강하게 누르지 말고 부드럽게 쓰다듬듯이 주물러 준다.

음곡(陰谷)··· 무릎 안쪽 근육에 있는 급소이다. 무릎을 가볍게 세우고 안쪽에서부터 무릎 안에 손가락을 넣으면 딱딱한 근육에 부딪친다.

이 근육과 무릎 안쪽의 근육이 만나는 곳이 음곡이다. 힘줄을 엄지와 다른 4개의 손가락으로 주무른다. 특히 냉증(冷症)에 의한 무릎 통증에 효과적.

슬관(膝關)··· 곡천에서 손가락 폭 2개 만큼 내려간 곳으로, 근육 위에 해당한다. 이곳은 장딴지 근육이 모여 있는 곳으로 결림을 푸는 데 효과가 있다.

근육 위에 있는 급소이므로 다소 강하게 지압해도 좋을 것이다.

음릉천(陰陵泉)··· 슬관과 같은 높이로, 슬관에서 손가락 폭 1개 만큼 정갱이쪽에 있다. 정갱이뼈 안쪽을 위로 향해 비벼올려 가면 무릎 가까이서 뼈 불룩한 곳(경골의 머리)에 부딪치는 곳을 이 급소로 누르면 둔한 압통이 있다.

위중(委中)··· 무릎 안쪽에 있는 주름의 중앙. 혈관이나 신경이 얕은 곳을 통하고 있으므로 가볍게 비빈다.

발의 급소와 그 지압법

모두 안쪽 복사뼈 아래쪽에 있는 급소이다.

조해(照海)··· 안쪽 복사뼈 바로 아래에 있는 급소. 발의 안쪽 통증에도 효과가 있다.

중봉(中封)··· 조해에서 손가락 폭 2개 만큼 전방(발톱쪽 방향)을 손가락으로 만지면 힘줄과 힘줄 사이에 오목한 곳이 있다. 이것이 중봉이다. 근육이나 힘줄을 담당하는 급소로, 무릎 근육이나 힘줄 통증에 특히 효과가 있다.

상구(商丘)··· 안쪽 복사뼈와 중봉 중간. 발목의 급소는 모두 압통이 있으므로 그것을 의지하여 찾는다. 또 힘줄이 모여 있으므로 강하게 누르지 말고 가볍게 비비는 정도로 멈춘다. 모두 10회씩 지압한다. 발의 지압은 모두 무릎을 가볍게 구부리고 발은 릴렉스시켜 행하는 것이 요령이다.

무릎을 가볍게 구부리고 무릎 속과 안쪽, 안쪽 복사뼈 주위에 있는 급소를 주무르듯 누른다.

●무릎 안쪽의 통증을 해소하는 지압●

지압 자세(곡천의 예)

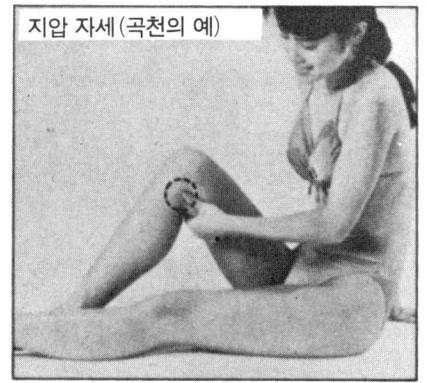

발의 급소는 무릎을 원을 그려 세워서, 발에 힘을 주어 누른다.

무릎 안쪽, 안쪽 복사뼈의 급소

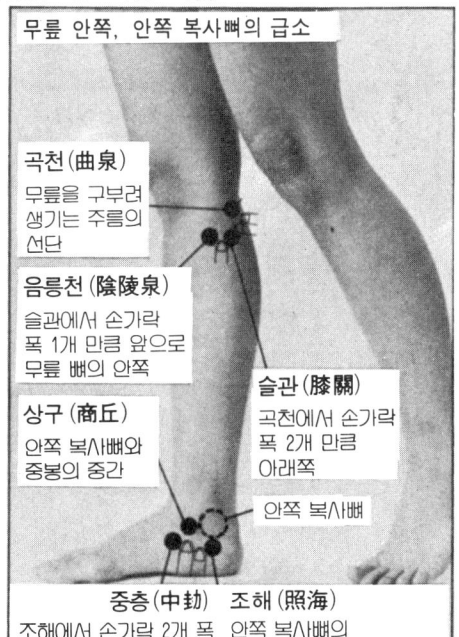

곡천(曲泉) 무릎을 구부려 생기는 주름의 선단

음릉천(陰陵泉) 슬관에서 손가락 폭 1개 만큼 앞으로 무릎 뼈의 안쪽

상구(商丘) 안쪽 복사뼈와 중봉의 중간

슬관(膝關) 곡천에서 손가락 폭 2개 만큼 아래쪽

안쪽 복사뼈

중층(中封) 조해에서 손가락 2개 폭 만큼 앞쪽 방향

조해(照海) 안쪽 복사뼈의 바로 아래

음곡(陰谷) 누르는 법

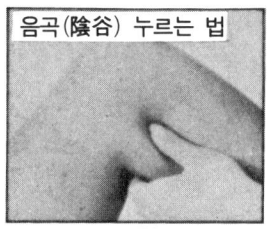

한쪽 무릎을 세워 두손으로 주무른다.

급소 누르는 법

음릉천(陰陵泉) 누르는 법

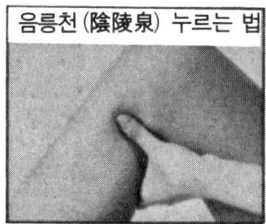

발이 울리는 듯한 통증을 느낄 정도로 힘을 주어 누른다.

슬관(膝關) 누르는 법

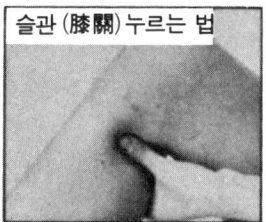

엄지 안쪽으로 조금 강하게 누른다.

상악(商丘) 누르는 법

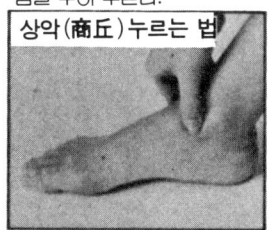

발 등쪽에서부터 부드럽게 주무르듯 누른다.

조해(照海) 누르는 법

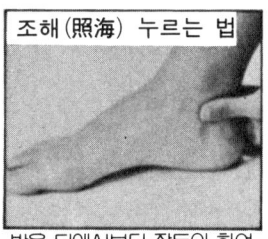

발을 뒤에서부터 잡듯이 하여 가볍게 주무른다.

무릎 안쪽의 급소

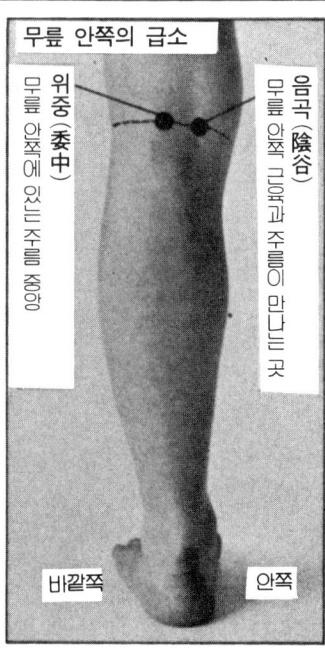

위중(委中) 무릎 안쪽에 있는 주름 중앙

음곡(陰谷) 무릎 안쪽 근육과 주름이 만나는 곳

바깥쪽 　 안쪽

4 무릎 통증 제거법

무릎 바깥쪽의 통증을 멈추게 하는 지압법

　무릎의 통증은 대부분의 경우, 안쪽에 집중되지만 개중에는 무릎 바깥쪽이나 바깥쪽 근처의 무릎 안쪽이 아픈 사람도 있다.

　그것도 계단을 내려가는 것보다 오히려 올라갈 때 발 바깥쪽이 당기며 아픈 경우가 많은 것 같다. 이럴 때는 다음 5가지 급소를 지압하기 바란다.

발의 급소와 그 지압법

　양릉천(陽陵泉)… 발 바깥쪽을 더듬어 가면 무릎 안쪽 가까운 곳에 뼈가 튀어나온(비골소두 ; 腓骨小頭)곳을 찾을 수 있다. 이곳 바로 아래에 위치하는 것이 이 급소이다.

　다른 말로 '근회(筋會)'라고도 하고 근육이나 힘줄의 병에 사용되는 급소. 정갱이를 향해 지압한다.

　슬양관(膝陽關)… 슬개골(속칭 뚜껑) 바깥쪽 위쪽에 있는 급소이다. 양릉천에서 6㎝ 정도 위를 잘 만지면 무릎 바깥쪽에 대퇴골의 불룩한 것이 보인다. 이 불룩한 것 바로 위에서 굵은 힘줄 위에 있는 것이 슬양관이다.

다른 말로 '한부(寒府)'라고도 불리우고, 특히 발 바깥쪽이 차고 아픈 경우에 효과적이다. 누르면 아프므로 이것을 부드럽게 지압한다.

곤륜(崑崙)··· 바깥 복사뼈와 아킬레스건 사이에 있는 급소로 장딴지의 경련 등에 효과가 있다. 아킬레스건을 주무르면 자극이 된다. 또는 이쑤시개를 10개 정도 고무줄로 묶어 머리쪽으로 20회 정도 자극을 해도 효과적이다.

환도(環跳)··· 발 뿌리에 있는 급소로 슬통(膝痛)의 특효혈(特效穴)이다.

옆으로 누워 무릎을 가슴에 꽉 당기면 고관절(股關節)에서 발 바깥쪽에 깊은 주름이 생긴다. 이 주름 끝이 환도이다.

급소의 위치를 잡았으면 앉거나 옆으로 누운 자세로 급소를 주먹으로 두드린다.

위중(委中)··· 찾는 방법은 허리 통증 제거법 3참조

이상의 급소를 각 10회씩 지압한다. 지압은 엄지의 배에 힘을 넣어 '1, 2, 3'을 세고 1박자 쉬는 것을 반복한다.

지압의 강도는 일반적으로는 3~4kg의 힘이 적당하므로 헬스미터로 힘 넣는 법을 연습하면 좋을 것이다.

같은 힘으로 리드미컬하게 누르는 것이 지압을 잘 하는 요령이다.

이상의 급소와 함께 학정, 내슬안, 외슬안에 담배뜸을 두면 보다 효과적이다.

발 바깥쪽에 있는 급소를 중심으로 일정한 힘으로 리드미컬하게 누르는 것이 요령.

●무릎 바깥쪽의 통증을 없애주는 지압●

급소 누르는 법

슬양관 누르는 법

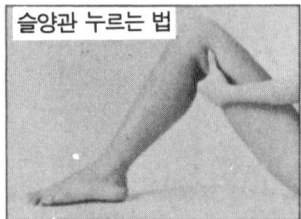

압통을 부드럽게 해준다는 생각으로 엄지 배로 누른다.

양릉천 누르는 법

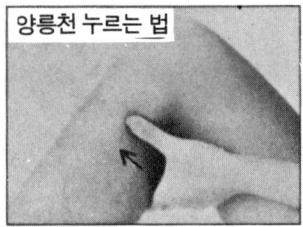

장딴지에서 정갱이를 향해 누른다.

발의 급소

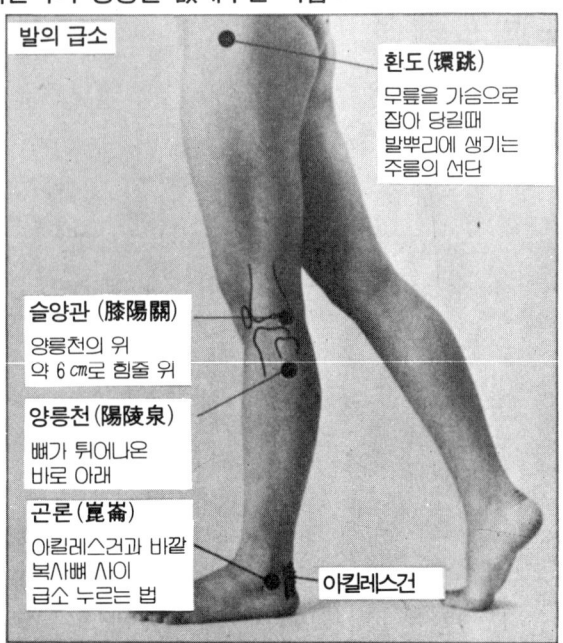

환도(環跳) — 무릎을 가슴으로 잡아 당길때 발뿌리에 생기는 주름의 선단

슬양관(膝陽關) — 양릉천의 위 약 6cm로 힘줄 위

양릉천(陽陵泉) — 뼈가 튀어나온 바로 아래

곤론(崑崙) — 아킬레스건과 바깥 복사뼈 사이 급소 누르는 법

아킬레스건

곤륜(崑崙) 누르는 법

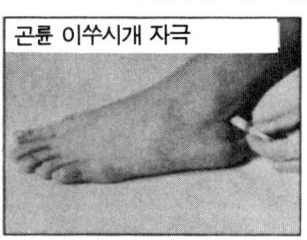

아킬레스건을 잡듯이 하여 누른다.

곤륜 이쑤시개 자극

이쑤시개 10개 정도를 묶어 머리 쪽으로 20회 정도 계속한다.

환도(環跳) 자극법

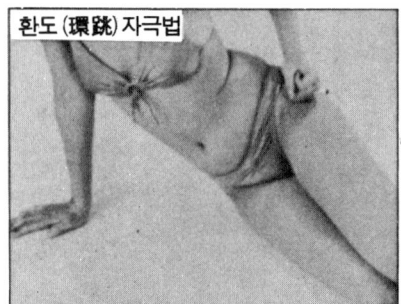

환도는 지압보다도 가볍게 주먹으로 두드리는 편이 효과적이다.

환도 찾는 법

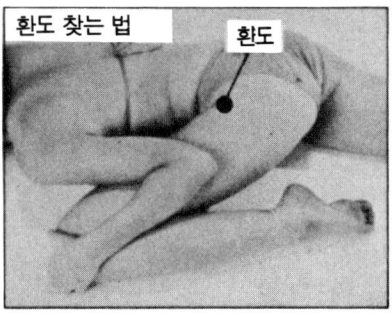

무릎을 가슴으로 안고 발 뿌리에 생긴 주름 선단이 이 급소의 위치.

5 무릎 통증 제거법

마사지로 고친다

 슬통(膝痛)이 있는 사람은 통증 때문에 무릎의 움직임이 제한되므로 점차로 무릎을 움직이는 근육이 위축되어 쇠약해진다. 그것이 슬관절의 부담을 점점 크게 하여 병을 진행시키는 원인이 된다.
 마사지는 딱딱하게 위축된 근육을 풀어주고 통증을 완화시키는 작용을 갖고 있으므로 무릎의 움직임을 편하게 한다. 체조 치료법을 병용하면 근육의 쇠약을 방지하는 데에도 큰 효과가 있다.

무릎의 마사지
 마사지는 발의 힘을 빼고 릴렉스한 상태에서 행한다.
 ① 마사지를 받는 사람은 누워 무릎 아래에 베개나 둘로 접은 이불을 두고 발을 릴렉스시킨다.
 ② 마사지는 무릎의 뚜껑(슬개골)에서부터 시작한다. 마사지하는 사람은 뚜껑 오목한 곳에 손가락 끝을 넣듯이 하여 뚜껑을 잡는다. 그리고 원을 그리듯이 10회 정도 뚜껑을 움직인다. 발에 힘이 들어가 있으면 잘 움직이지 않으므로 충분히 릴렉스시킨다.
 ③ 다음에 마사지를 받는 사람은 엎드리거나 하퇴 아래에 베개나 둘로 접은 이불을 깐다.
 ④ 무릎의 안쪽에 있는 근육을 엄지와 4개의 손가락으로 크게 잡아 손 전체로 크게 원을 그리듯이 하여 근육을 돌린다.

1곳을 5~6회 반복하면서 장딴지 한가운데까지 마사지한다. 다시 원래의 위치로 되돌린다. 이것을 5~6회 반복한다.

⑤ 무릎 안쪽의 근육도 마찬가지로 장딴지 중앙까지 마사지한다.

⑥ 다음에 무릎에 가까운 장딴지 뿌리를 크게 잡아 5~6회 빙글빙글 돌린다.

⑦ 이번에는 넓적다리쪽 근육을 마사지한다.

아픈 쪽 발을 손으로 발등을 지탱하면서 45도 정도까지 일으킨다. 이렇게 하면 넓적다리 안의 근육이 느슨해지므로 무릎 바로 위의 넓적다리 안 근육을 크게 잡는다. 5~6초 잡았다가 놓는 동작을 5~10회 반복하자.

이상으로 한 코스를 종료. 1일 1~2회 시간을 들여 행하면 좋다.

넓적다리와 장딴지 근육을 잡을 때는 크게 잡는다. 작게 잡거나 주무르거나 하면 힘줄을 다칠 위험이 있다. 뚜껑을 돌리면 통증이 심할 때는 무릎 안을 마사지하는 것만으로도 충분한 효과가 있다.

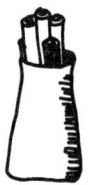

무릎의 마사지는 발의 힘을 빼고 충분히 릴렉스한 뒤 실시하는 것이 요령

●무릎 통증을 제거하는 마사지●

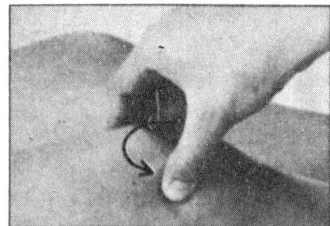

무릎 뚜껑 마사지
뚜껑 아래 오목한 곳에 손가락 끝을 대고 뚜껑을 돌린다.

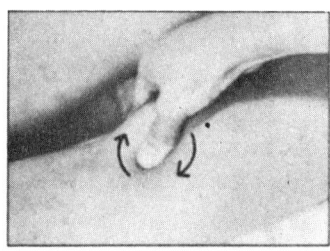

무릎 안쪽 근육 마사지
근육을 크게 잡아 천천히 돌린다.

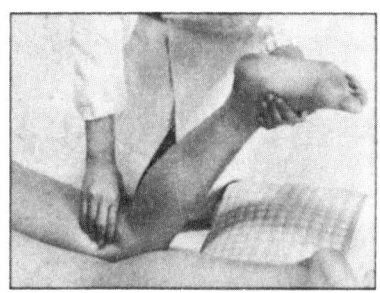

넓적다리 마사지
넓적다리 뿌리를 크게 잡았다가 놓는다.

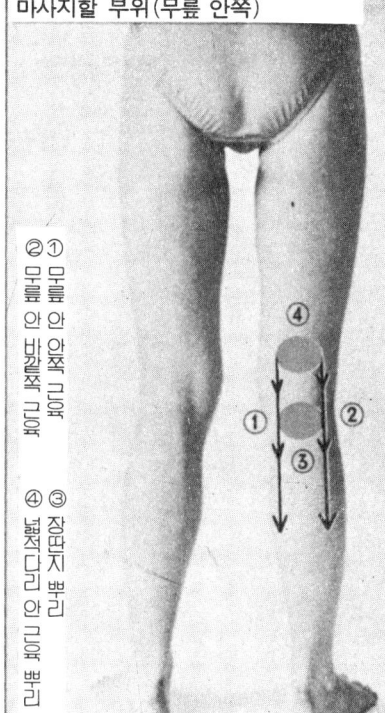

마사지할 부위(무릎 안쪽)

① 무릎 안 안쪽 근육
② 무릎 안 바깥쪽 근육
③ 장딴지 뿌리
④ 넓적다리 안 근육 뿌리

무릎 뚜껑 마사지하는 자세

침대나 둘로 접은 방석을 무릎 아래에 깔고 무릎이 가볍게 구부려지게 한다.

무릎을 구부려 릴렉스시킨다.

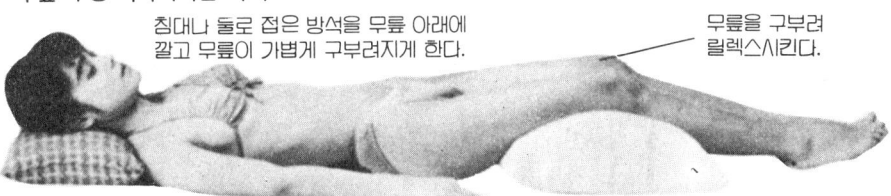

무릎 안 마사지하는 자세

엎드려서 하퇴 아래에 베개나 이불 방석을 넣어 발을 약간 든다.

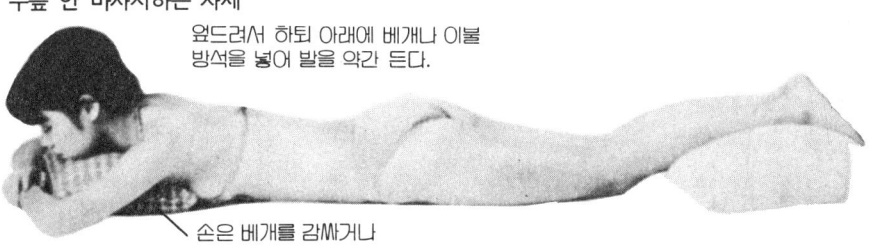

손은 베개를 감싸거나 이마 위로

6 무릎 통증 제거법

통증을 완화시키는 넓적다리의 체조

무릎의 통증 치료 방법으로써 병원에서도 행하고 있는 것이 대퇴사두근(大腿四頭筋) 운동이다. 대퇴사두근은 무릎을 똑바로 뻗는 작용을 하고 있는 굵은 근육인데, 무릎 통증 때문에 무릎의 움직임이 제한되면 가늘어져 간다. 이렇게 되면 근육으로 지탱되고 있는 슬관절에 직접 부담이 가해져 관절 장해(關節障害)를 악화시킨다.

이런 근육 쇠약을 회복시키고 통증을 없애기 위해서는 다음과 같은 운동을 하는 것이 좋다. 통증의 정도에 맞추어 운동을 선택하고 각각 10~20회씩 아침, 저녁으로 행한다.

무릎의 뚜껑을 움직이는 운동(등척운동 ; 等尺運動)

무릎의 관절을 움직이지 않고 넓적다리 전면(前面)의 근육 수축을 행하는 운동이다. 통증이 심하여 무릎을 움직일 수 없는 경우나 무릎 수술 직후 등에 적합하다.

① 아픈 발을 똑바로 뻗고 앉아 두손의 엄지로 무릎 뚜껑을 가볍게 눌러 내린다.

② 그대로 넓적다리에 천천히 힘을 넣으면 뚜껑이 넓적다리쪽으로 이동한다. 여기에서 넓적다리에 힘을 넣은 채 5초 정도 정지한 다

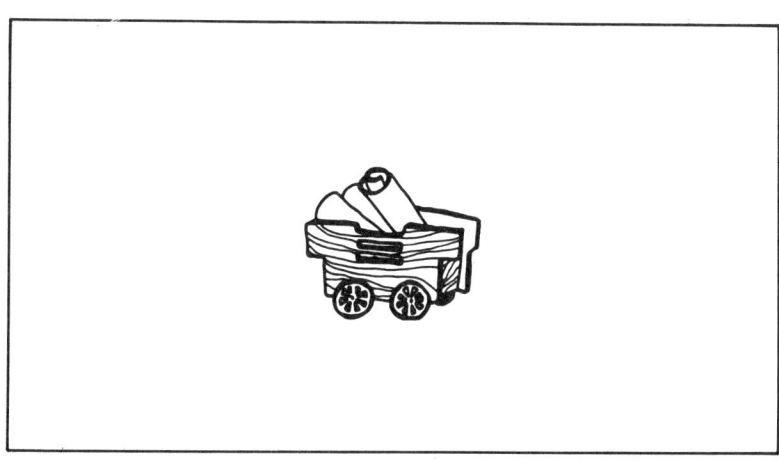

음, 힘을 뺀다.

누운 채로 다리를 올리는 운동(등척운동 ; 等尺運動)

역시 무릎 관절은 움직이지 못하지만 뚜껑 운동보다 근육에 가해지는 힘은 강해지기 때문에 근육에 약간 힘이 있는 사람에게 바람직하다.

① 하늘을 향해 누워서 다리를 쭉 편다.

② 아픈 다리를 20~30도 정도까지 천천히 올려서 5초 정도 그 자세를 유지한 다음, 천천히 내린다. 다리가 바닥(마루)에 닿으면 힘을 뺄 것.

이 운동은 다리를 30도 이상으로 높이 올려주면 대퇴사두근보다 복근의 운동이 되어 버리기 때문에 주의하도록 하자.

효과 있게 할 수 있게 되면 발목에 1kg 정도의 추를 달고 한다.

앉아서 다리를 올리는 운동(등장운동 ; 等張運動)

다리에 추를 달고 저항을 주면서 하기 때문에 근육이 눈에 띄게 발달된다.

① 발목에 1kg 정도의 추(사탕봉지를 놓고 스키화를 신어도 좋다)를 달고 의자에 앉는다.
② 그대로 다리를 천천히 수평으로 펴고 5초 간 정지한 뒤에 다리를 천천히 내린다.

이 운동을 20회 정도 편하게 행할 수 있게 되면 0.5kg씩 늘려간다. 여성이라면 3kg, 남성이라면 4kg 정도까지가 적당할 것이다. 그 경우, 횟수는 줄여도 상관 없다.

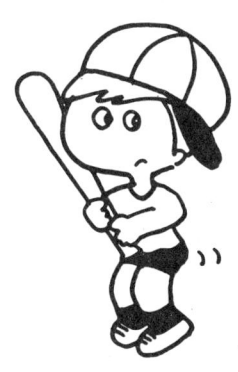

통증의 정도에 맞추어 운동을 선택, 천천히 착실하게 행하는 것이 요령. 아침, 저녁으로 행한다.

●넓적다리 근육을 강하게 하는 체조●

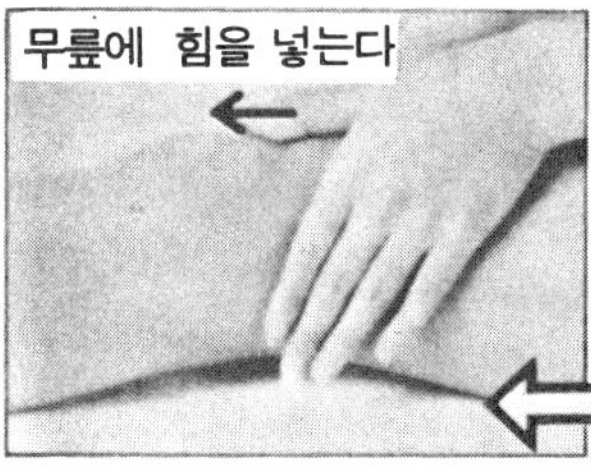

무릎에 힘을 넣는다

넓적다리에 힘을 넣으면 뚜껑이 1~2cm정도 위로 이동한다.

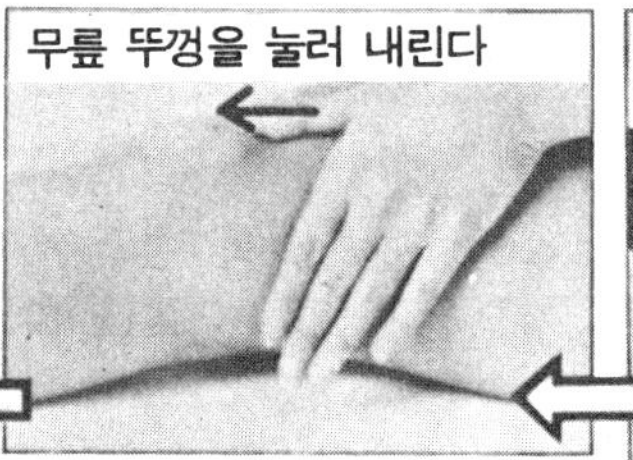

무릎 뚜껑을 눌러 내린다

발은 릴렉스시키고 가볍게 뚜껑을 눌러 내리는 것이 요령

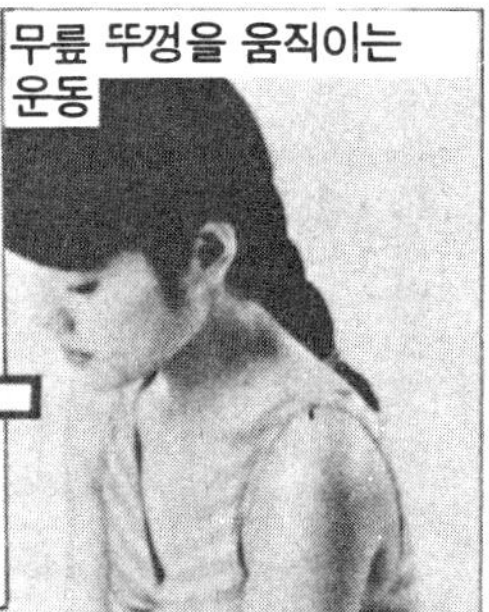

무릎 뚜껑을 움직이는 운동

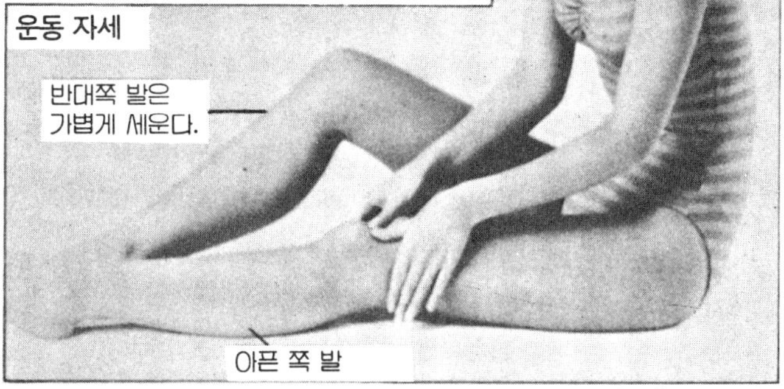

운동 자세

반대쪽 발은 가볍게 세운다.

아픈 쪽 발

아픈쪽 발을 뻗고 앉는다. 반대쪽 발은 가볍게 세우고 릴렉스.

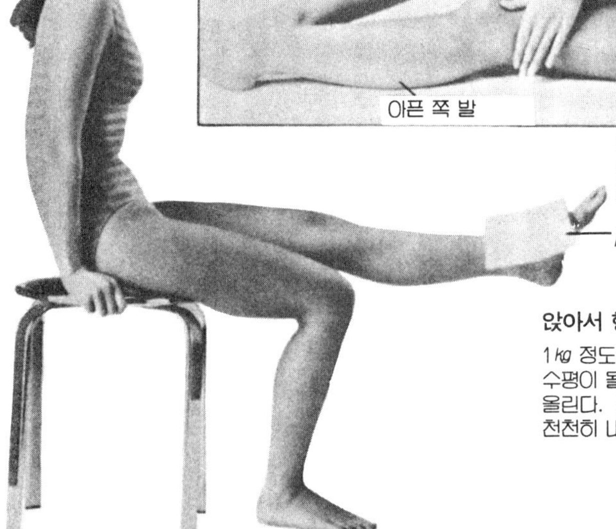

사탕봉지

앉아서 행하는 발 올리는 운동

1kg 정도의 짐을 발목에 얹고 수평이 될 때까지 발을 천천히 올린다. 5초 정도 정지하고 천천히 내린다.

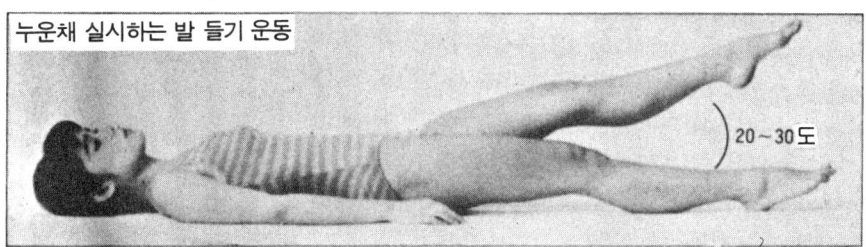

누운채 실시하는 발 들기 운동

20~30도

바닥에서 발을 천천히 20~30도 정도까지 들어올리고 5초 간 정지하고 천천히 내린다.

1 무릎 통증 제거법

통증을 완화시키고 무릎을 지키는 체조

　대퇴사두근(大腿四頭筋)과 마찬가지로 슬통의 치료에 빼놓을 수 없는 것이 장딴지 근육(하퇴삼두근 ; 下腿三頭筋)의 강화이다.
　무릎의 움직임에는 대퇴사두근, 함소트링스근, 하퇴삼두근이라는 3가지 종류의 근육이 관계하고 있다. 이 중 함소트링스근은 무릎을 구부리는 근육으로, 강한 근력(筋力)을 갖고 있다. 이에 비해 대퇴사두근 다음으로 쇠약해지기 쉬운 것이 장딴지의 근육 즉, 하퇴삼두근이다.
　하퇴삼두근은 발목을 구부리기도 하고 무릎이 똑바로 뻗은 상태를 유지하는 근육이다. 무릎을 보호하기 위해서는 그 쇠퇴하기 쉬운 대퇴사두근과 하퇴삼두근을 균형 있게 단련할 필요가 있는 것이다.

발 끝의 상하 운동

　장딴지의 근육은 발목을 움직이기도 하고 발 끝에 힘을 넣어 강화하기도 한다.
　우선 먼저 소개할 운동은 통증이 있는 사람도 괴로움 없이 간단하게 행할 수 있으므로 매일 20~30회를 기준으로 행한다.
　① 발을 뻗은 채 눕는다.

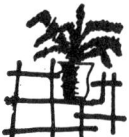

② 발 끝을 마음껏 뻗는다. 발등이 구부러질 정도로 발 끝을 바닥에 가까이 붙이고 5초 정도 힘을 넣은 뒤, 릴렉스한다.

양발의 뒤꿈치를 가능한 한 찔러낸다. 또는 아픈 쪽 발에 중점적으로 행해도 좋을 것이다. 발 끝은 반대로 발목 쪽으로 구부린다. 장딴지의 근육이 당겨지는 것을 알 수 있을 것이다. 그래도 5초 정지한 뒤 발의 힘을 뺀다.

운동 후에는 발의 나른함도 해소될 것이다.

발끝 서기

조금 근력이 있는 사람은 발 끝을 세우는 것도 좋은 방법이다.

① 손을 벽에 가볍게 대고 균형을 잡으면서 천천히 발 끝으로 선다.

② 그대로 3초 간 정지하고, 뒤꿈치를 천천히 내린다. 10~20회 행하면 장딴지가 단단하게 되므로 목욕할 때 등에 피로를 풀어 두는 것이 좋을 것이다.

고무 밴드 체조

폭이 넓은 고무밴드를 이중으로 하여 끝을 꿰매 고리를 만든다. 없으면 벨트로 고리를 만들어도 좋다.

① 의자에 앉아 고리의 한쪽을 손으로 잡고 반대쪽 고리에 아픈 쪽 발바닥을 걸친다.

② 발바닥이 조금 뜰 정도로 고무를 위로 당긴다.

② 발에 힘을 넣어 발에 걸린 고리를 천천히 디딘다. 3초 간 정지한 뒤, 힘을 뺀다. 이것을 20~30회 반복한다.

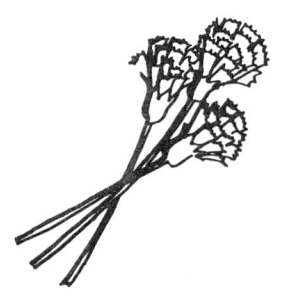

무릎을 보호하기 위해서는 넓적다리의 근육과 장딴지의 근육을 균형 있게 단련할 것.

●장딴지 근육을 강하게 하는 체조●

발 끝 상하 운동

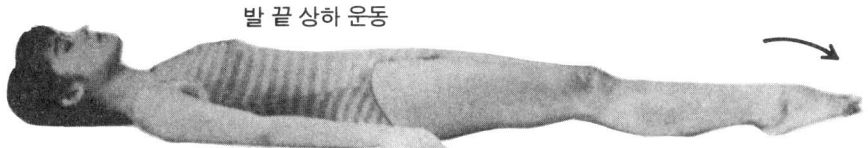

발 끝을 편다
발 끝을 가능한 한 쪽 편다.
20~30회.

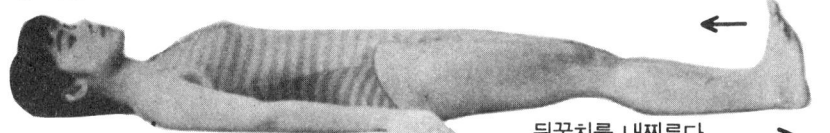

뒤꿈치를 내찌른다
뒤꿈치를 내찌르고 발 끝을
발목쪽으로 구부린다.

고무 밴드 체조

| 고무줄을 당긴다 | 체조 자세 |

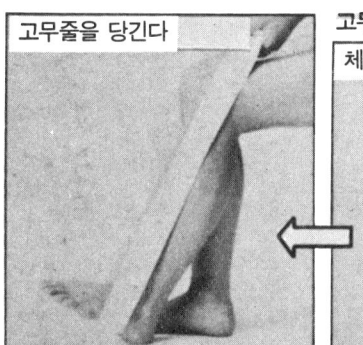

발바닥이 고무의 힘으로 뜰
정도로 고무줄을 당긴다.

발로 밟는다

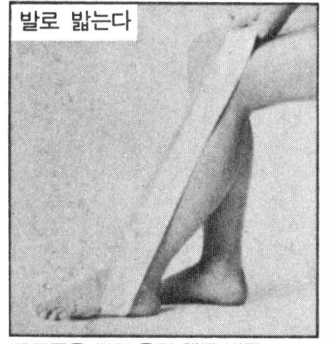

고무줄을 당겨 올린 채로 발로
고무줄을 계속 밟는다. 3초 정도
정지한 뒤, 힘을 뺀다.

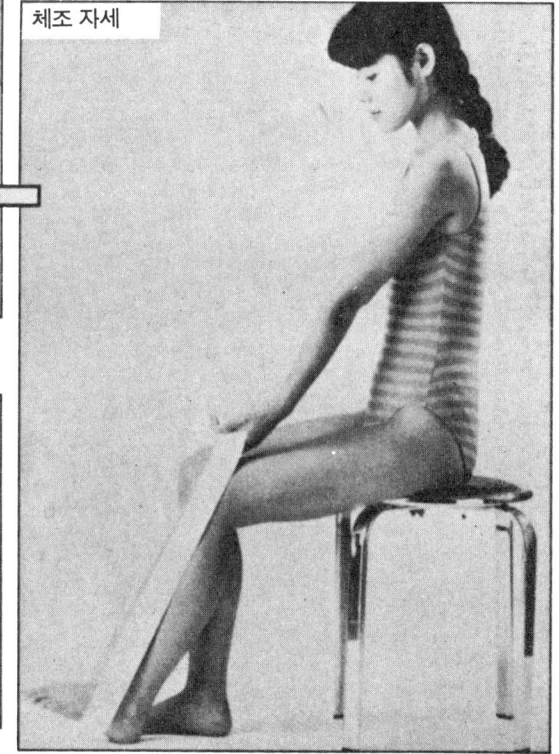

나쁜쪽 발에 고무줄을 감고 손으로 고리를 잡는다. 반대쪽
손은 테이블이나 팔걸이를 잡으면 안정된다.

8 무릎 통증 제거법

목욕, 샤워로 고친다

무릎 통증을 완화시키기 위해서는 우선 환부를 따뜻하게 해 주는 것이 중요하다. 그를 위한 약간의 요령을 터득해 두면 목욕이나 샤워의 효과도 높일 수 있다.

우선 목욕물의 온도는 38~40도로 약간 미지근하다고 느낄 정도로 한다. 보통 우리는 42~44도 정도의 뜨거운 듯한 물을 좋아하지만 뜨거운 물은 몸을 뿌리에서부터 따뜻하게 하지는 못한다. 뜨거운 물에 들어가면 몸이 빨리 따뜻해지는 느낌이 들지만, 이것은 몸의 표면 뿐으로, 몸의 내부는 아직 충분히 따뜻해져 있지 않은 것이다.

또한 뜨거운 물은 근육을 릴렉스시키기 보다는 오히려 근육을 자극하여 긴장시키는 효과로 끝낸다.

목욕은 미지근한 물에서 20~30분 간 천천히 하도록 하자. 허리가 아플 때도 이 목욕법이 효과적이다. 두통이나 무릎의 통증도 욕조에 들어가 무릎을 세우는 자세로 완화시킬 수가 있다.

교대욕

가장 적극적으로 목욕을 활용하는 것은 교대욕(交代浴)을 하는 것이다. 이것은 온열 작용에 가벼운 냉자극을 가하여 무릎 주위의 혈액순환을 촉진하는 목욕법이다.

① 우선 미지근한 물에 5~10분 간 앉아 몸을 따뜻하게 한다.

② 샤워 온도를 17~20도로 하여 1분 간 전신에 물을 끼얹는다. 17~20도라면 한여름에 햇볕에 물을 내놓았을 때 따뜻해지는 정도의 온도이다.

특히 아픈 무릎이나 허리는 집중적으로 샤워한다.

③ 다시 욕조에 3~4분 간 들어가 있는다.

이 온욕(溫浴)과 냉자극을 5~7회 반복한다. 우선 온욕에서부터 시작하여 온욕으로 끝낸다.

이렇게 하면 혈관이 수축과 확장을 반복하기 때문에 혈관을 튼튼하게 하므로 혈행을 촉진시킬 수 있다. 5회 정도 반복하면 몸이 달아오를 정도가 되고, 통증도 풀릴 것이다.

교대욕은 보통 목욕 보다도 몸을 효과적으로 따뜻하게 할 수 있으므로 한겨울에도 실내온도만 높다면 감기에 걸릴 염려는 없다.

목욕 중의 마사지

목욕중에는 몸이 따뜻하고 근육이 풀려 있으므로 마사지나 운동의 효과도 보다 높아진다.

무릎 안이나 장딴지, 넓적다리 등을 천천히 주무르도록 하자. 또 발 끝을 펴는 운동이나 뒤꿈치를 내찌르는 운동을 앉은 자세로 행하는 것도 좋은 방법이다.

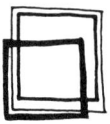

38~40도 정도의 미지근한 물에 무릎을 세우고 20~30분 간 느긋하게 앉아 있는다.

●목욕 중 행하면 좋은 마사지●

무릎 안쪽 마사지

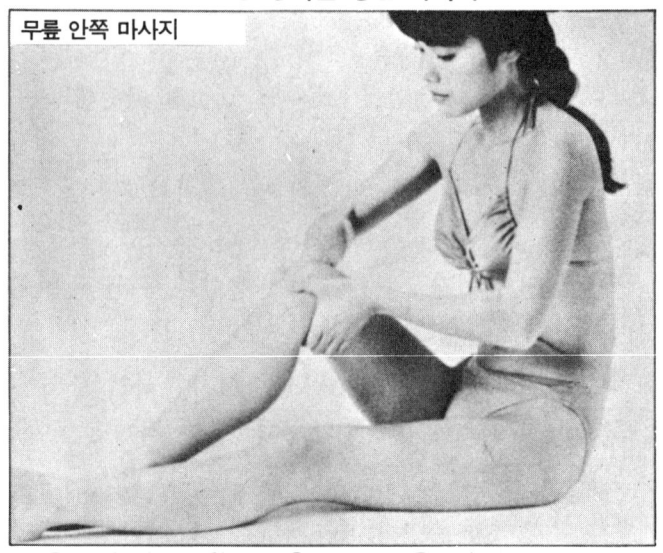

무릎을 안듯이 잡고 4개의 손가락으로 무릎 안쪽을 가볍게 주물러 푼다.

장딴지 마사지

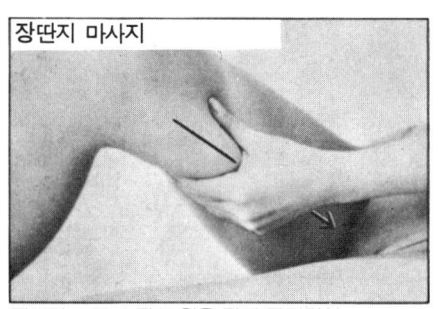

장딴지는 크게 잡아 원을 작게 그리면서 아래에서 위로 잡아 푼다.

넓적하게 안쪽 마사지

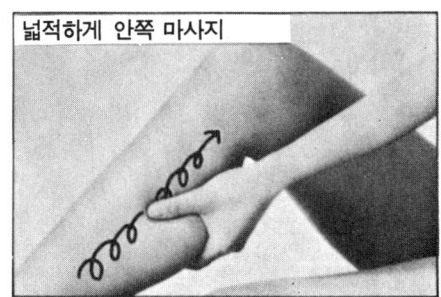

안쪽 근육을 크게 잡아 가볍게 잡았다가 놓는다. 아래에서부터 위를 향해 실시한다.

발끝 상하 운동

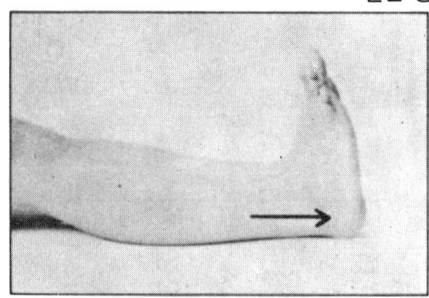

뒤꿈치 찔러내기

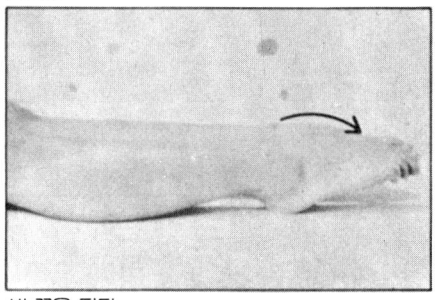

발 끝을 편다.

9 무릎 통증 제거법

재발을 방지하는 자세와 걸음걸이

슬통(膝痛) 재발을 방지하기 위해서는 무릎에 가해지는 부담을 줄이는 동시에 평소부터 무릎을 강화시켜 두는 것이 중요하다. 그를 위해 빼놓을 수 없는 것이 ① 비만 해소 ② 바른 자세의 유지 ③ 무릎 근육의 강화 3가지 점이다.

비만 해소
비만한 사람은 그냥 서 있을 때도 무릎에 과중한 부담이 가해진다. 체중은 적어도 신장에서 100을 뺀 수치까지 떨어뜨려야 한다. 가벼운 무릎 통증이라면 그 정도로도 나을 것이다.

바른 자세의 유지
체중이 같아도 자세에 따라 무릎에 가해지는 부담은 변한다.
바른 자세를 취하기 위해서는 배근(背筋)을 쭉 펴는 것이 우선 중요하다. 서 있을 때는 머리 위에 풍선이 매달려 있어 머리를 당기고 있다고 생각하자. 그러면 자연히 머리가 들어 올려지고 배근도 펴진다. 식사중에도, 이를 닦을 때도 항상 머리가 배골에 대해 똑바로 뻗게 하도록 명심한다.

이렇게 하여 배근을 펴고 있으면 배골은 본래의 생리적인 만곡 (彎曲)을 유지하여 무릎이나 허리에 무리한 부담이 가해지는 것을 방지할 수 있다.

근육을 단련하는 걸음걸이

슬통을 예방하고 재발을 방지하기 위해서는 적극적으로 발의 근육을 단련할 필요가 있다.

그 방법으로 제일 적합한 것은 다름 아닌 좋은 걸음걸이이다. 다음과 같은 방법으로 매일 20~30분씩 걸으면 무릎을 둘러싼 근육이 강화되어 슬관절을 단단히 보호해 준다.

우선 머리는 자세에 관한 항에서 서술했듯이 위로 당긴다. 이렇게 하면 배근이 자연히 뻗어진다.

무릎은 똑바로 펴고 두 손을 잘 흔들며 걷는다. 이렇게 하면 자연히 보폭도 커질 것이다. 좋은 걸음걸이란 좌우의 발 간격이 약 6cm이고, 발을 내딛는 각도가 중심선에서 약 15도가 되는 걸음걸이라고 되어 있다. 너무 신경쓸 것은 없지만 대략 그런 감각을 몸에 익혀 둔다.

중요한 것은 발의 엄지로 지면을 차면서 조금 빠른 걸음으로 걷는 것이다. 남성이라면 매분 90~100m, 여성이라면 80~90m를 기준으로 걷는다. 최초의 3~4분은 천천히 걷고 서서히 속도를 올려 가면 좋을 것이다. 맥박은 1분에 150회를 넘지 않도록 주의한다. 엄지 차기와 빠른 걸음으로 무릎 근육이 효율적으로 단련된다.

머리는 풍선이 당겨 올리고 있는 듯한 기분으로 배근을 뻗으면 '좋은 자세'가 된다.

●바른 자세, 바른 걸음걸이●

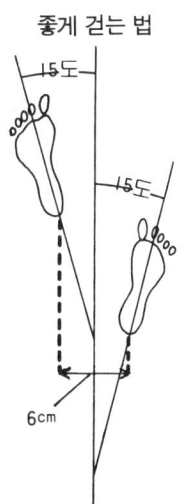

좋게 걷는 법

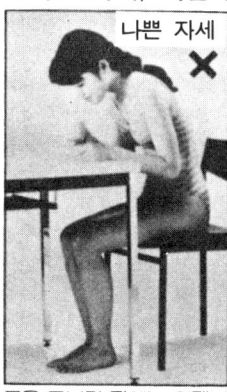

나쁜 자세
등을 구부린 자세는 언제나 허리에 부담이 가해진다.

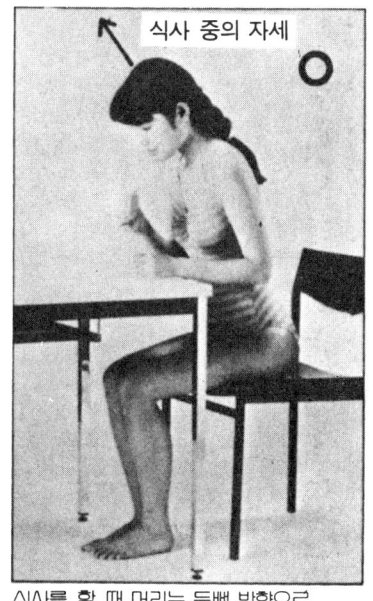

식사 중의 자세
식사를 할 때 머리는 등뼈 방향으로 위로 들어올리듯이 편다.

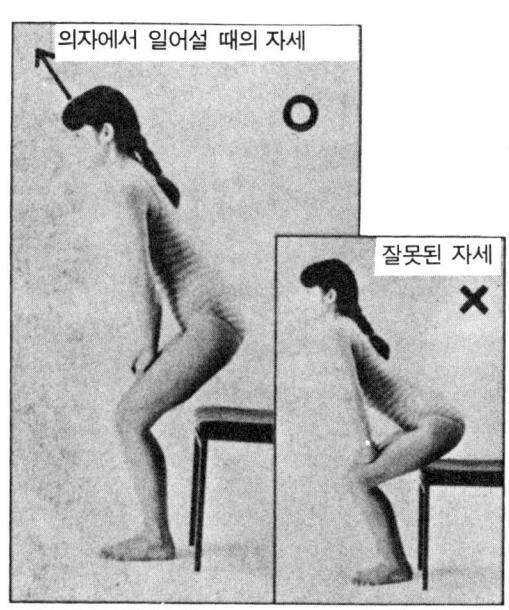

의자에서 일어설 때의 자세
동작도 모두 머리를 위로 들어올리듯이 하면 고양이등이 고정된다.

잘못된 자세
무릎에 손을 얹고 일어나면 무릎이나 허리에 부담이 가해진다.

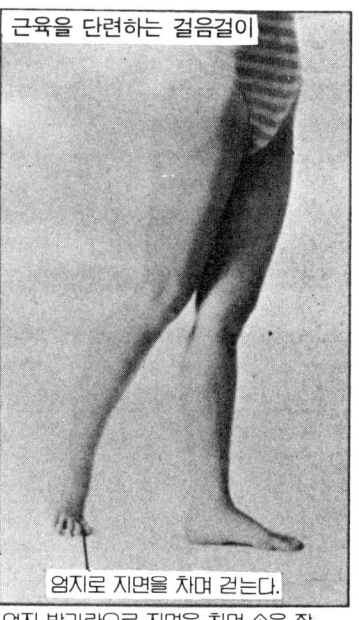

근육을 단련하는 걸음걸이
엄지로 지면을 차며 걷는다.
엄지 발가락으로 지면을 차며 손을 잘 흔들면서 빠른 걸음으로 걷는다.

10. 무릎 통증 제거법

지팡이를 사용하여 무릎의 부담을 가볍게 한다

무릎 통증은 자주 고치기 어렵다고 일컬어진다. 그것은 무릎에 체중 부담이 가해지는 것을 피할 수 없기 때문이다. 물론 젊은 사람이라면 이제까지 서술한 방법으로 근력을 강화하여 무릎에 가해지는 부담을 경감시키면 비교적 통증을 빨리 제거할 수 있다.

그러나 슬관절의 변형이 심한 노인 등의 경우에는 일시적으로 통증이 완화되는 일은 있어도 완전히 통증으로부터 해방될 수는 없는 경우가 적지 않다. 그 때문에 집에 틀어박혀 있거나 하면 더더욱 발의 근육이 허약해지고 전신의 건강 상태에 나쁜 영향을 미치게 된다.

이런 악순환에 빠지지 않도록 지팡이를 적극적으로 이용하여 통증을 완화시키면서 행동범위를 넓혀가자. 우리나라에서는 아직 지팡이를 사용하는 것에 저항감을 느끼는 사람이 많은 것 같은데, 통증을 완화시키고 걷기 위해서는 매우 좋은 방법이다. 노인에게 있어서 걷는다는 것은 발과 허리의 쇠약을 방지하는 것 뿐만 아니라 사회와의 접촉을 위해서도 중요하므로 통증 때문에 집안에만 있어서는 안될 것이다.

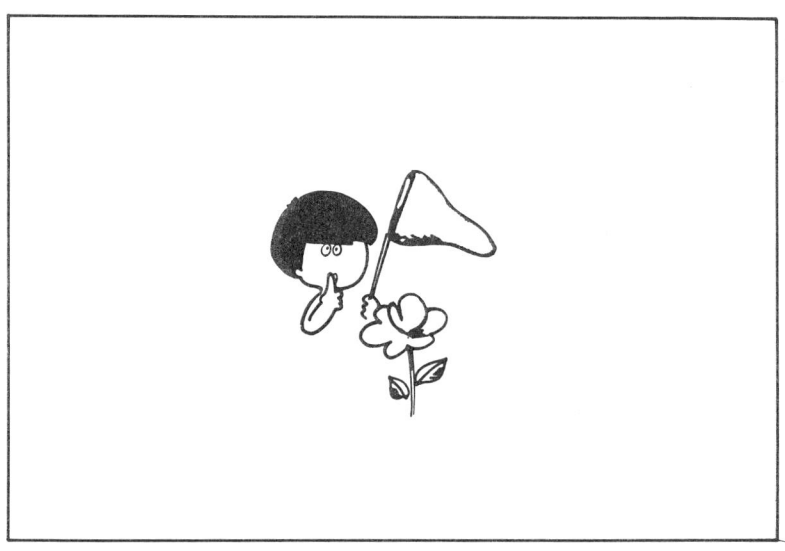

지팡이 선택법

지팡이는 T자형이나 반대로 L자형으로 끝에 고무가 달려 있어 미끄러지는 것을 방지하고 있다. 사용 도중에 고무가 다 달아버리면 그때그때 바꾸도록 한다.

지팡이의 길이는 다음과 같이 정한다.

① 똑바로 서서 발끝에서부터 15㎝ 전방, 또는 바깥쪽 직각으로 15㎝간 곳에 지팡이 끝을 둔다.

② 이때 대퇴골의 뿌리뼈(대전자·옆으로 누웠을 때 가장 높은 뼈)와 같은 높이의 지팡이를 선택한다. 지팡이를 든 팔꿈치가 약 30도 정도 굴곡하는 길이이다.

지팡이를 사용하여 걷는 법

지팡이를 아픈 쪽 발에 대고 가는 사람이 있다. 아픈 쪽에 지팡이를 대는 편이 아픈 발의 부담을 줄일 것이라고 생각하기 때문일 것인데, 이것은 잘못된 생각이다. 지팡이는 반드시 통증이 없는 발쪽(건각

측; 健脚側)에 가지고 간다. 왼쪽 무릎이 아픈 사람은 오른손에 지팡이를 든다.

 지팡이를 사용하여 걷는 법은 통증의 정도나 장해의 정도에 따라 여러 가지 유형이 있는데, 여기에서는 어느 정도까지 발에 체중을 실을 수 있는 사람에게 맞는 걷는 법을 소개하겠다.

 ① 우선 아픈 쪽 발을 지팡이와 동시에 앞으로 낸다. 체중은 건각(健脚)에 걸려 있다.

 ② 다음에 지팡이에 체중을 실으면서 건각을 앞으로 내 지팡이를 아픈 발보다는 전방으로 흔든다.

 이 동작을 반복하여 걷는다. 체중은 지팡이와 건각이 부담하기 때문에 통증이 의외로 완화된다.

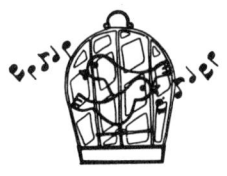

대퇴골의 뿌리 높이의 지팡이를 아프지 않은 쪽으로 가지고 가서 건각과 지팡이에 체중을 싣고 걷는다.

●지팡이를 사용한 바른 걸음걸이●

지팡이 위치

15cm / 15cm

지팡이 선택법

약 30도로 구부립니다

대전자 높이가

지팡이 길이

지팡이를 끝에서부터 전방으로 15㎝ 바깥쪽에 15㎝ 되는 곳에 찍고, 손잡이 부분이 대전자 높이가 되는 곳을 선택

지팡이를 사용해서 걷는 법

1 보째 발 내딛는 법 → 2 보째 발 내딛는 법

아픈쪽 발

지팡이를 위에서부터 아프지 않은 쪽 손에 들고 아픈 발과 지팡이를 동시에 앞으로 낸다.

아픈쪽 발

지팡이에 체중을 실으면서 아프지 않은 쪽 발을 아픈 발 보다도 앞으로 힘있게 낸다

11 무릎 통증 제거법

통증을 가볍게 하는 족저장구(足底裝具)

 무릎의 통증을 호소하는 사람은 남성보다 여성에게 많은 것 같은데, 그 최대의 이유는 비만과 O차 다리(정확하게는 안짱다리)가 겹쳐 있는 경우가 많기 때문이다. 여성은 본래 근력이 약한데다가 비만해지면 몸을 움직이거나 걸을 때마다 무릎에 큰 압력이 가해진다.
 이 압력을 더욱 크게 하는 것이 O자 다리이다. 우리들이 다리를 똑바로 뻗었을 때, 무릎 바깥쪽은 약 175~177도 즉, 다소 X자형의 상태로 몸을 지탱하고 있다. 그런데 O자형인 사람은 체중이 발의 중심이 아니라 무릎 안쪽에 몰린다. 이 중심 빗나감이 비만과 함께 무릎 관절을 괴롭히는 원인이 되는 것이다. 특히 변형성 슬관절증인 사람은 80% 이상이 이 O자형 다리이다. 관절을 뢴트겐으로 보면 안쪽 관절 사이가 좁아지고 연골이 깎여 뼈에 가시(골자 ; 骨棘)가 생겨 있다는 것을 알 수 있다.
 따라서 무릎 통증을 해소하기 위해서는 이 O자형 다리를 교정할 필요가 있다. 최종적으로는 수술이라는 방법도 있으나, 우선 실행해야 할 것은 족저장구(足底裝具)로 O자형 다리를 교정하는 방법이다.

족저장구

간단히 말하자면 족저(足底)의 바깥쪽을 두껍게 하여 O자형 다리를 교정하는 방법이다. 이 장구를 사용하면 무릎 바깥쪽의 각도가 1.1~1.2도 교정된다. 극히 적은 것 같지만 그에 의해 중심이 3~4mm 바깥으로 이행되어 무릎의 안쪽에 편중되어 있던 체중의 부담이 균형 있게 무릎 전체로 유지되는 것이다.

① 신발 바닥으로 교정하는 타입

평소에 신는 신발의 바깥쪽을 1cm 정도 높인다.

② 중간 신발창으로 교정하는 타입

신발에 중간창을 깔거나 하여 역시 바깥쪽을 1cm 정도 높인다. 이 경우, 신발은 보통 신는 것보다 한 사이즈 큰 것을 구할 필요가 있다.

이런 장구는 자신이 만들 수도 있으나 단골 신발집이나 정형외과에서도 만들어준다. 외출 때 뿐만이 아니라 실내에서도 슬리퍼 등을 이용하여 발 안쪽에 가해지는 부담을 줄이도록 하자. 이 방법으로 O자형 다리가 원인인 무릎 통증은 80~90% 해소된다.

발을 아프게 하지 않는 신발 선택법

발과 허리에 문제가 있는 사람은 신발을 신중하게 선택한다.

신발 선택의 포인트는 ① 신발 바닥이 두껍고 가벼운 것 ② 발끝에 여유가 있고 뒤꿈치가 안정되는 것 ③ 발이 조여지지 않는 것이다. 힐의 높이는 3cm 정도가 적당하다.

O자형 다리인 사람은 발의 바깥쪽을 1cm 정도 높게 만든 족저장구로 중심을 바깥쪽으로 이동시킨다.

●무릎 통증을 제거하는 족저(足底) 장비●

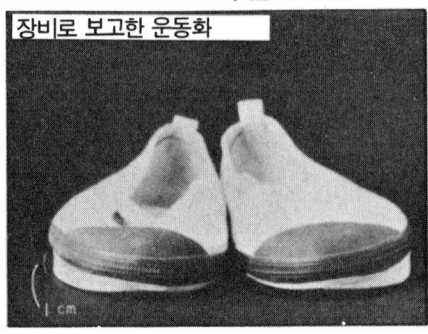

장비로 보고한 운동화

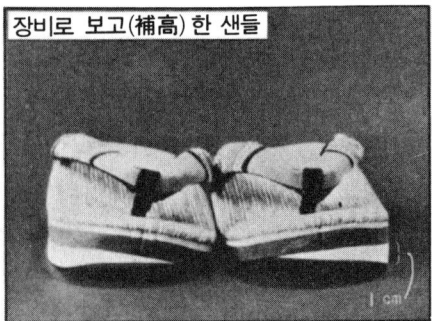

장비로 보고(補高)한 샌들

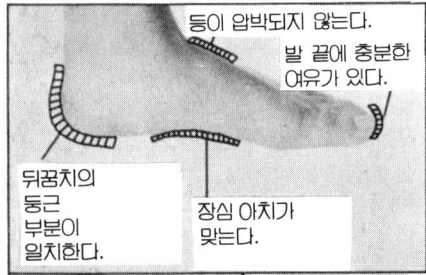

신발 선택의 포인트

- 등이 압박되지 않는다.
- 발 끝에 충분한 여유가 있다.
- 뒤꿈치의 둥근 부분이 일치한다.
- 장심 아치가 맞는다.

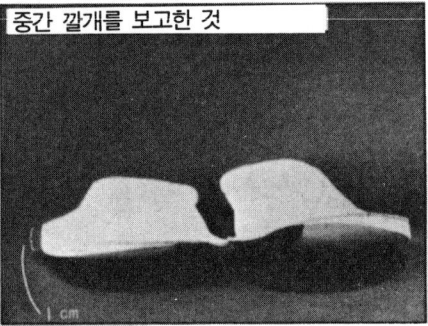

중간 깔개를 보고한 것

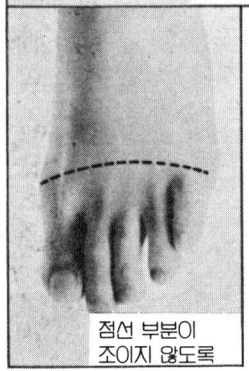

점선 부분이 조이지 않도록

발바닥은 두껍고 가벼운 것을 선택

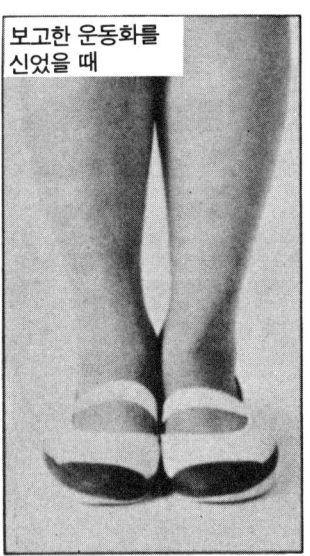

보고한 운동화를 신었을 때

발의 중심이 바깥으로 옮겨감으로써 무릎 안쪽의 통증이 사라진다.

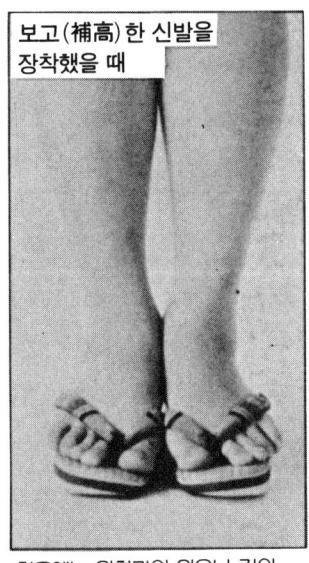

보고(補高)한 신발을 장착했을 때

처음에는 위화감이 있으나 걸어 보면 통증이 매우 약해지는 것을 알 수 있다.

12 무릎 통증 제거법

슬통을 방지하는
일상 생활 연구

무릎이 없으면 우리들은 설 수도, 앉을 수도, 걸을 수도 없다.
무릎은 일상 생활의 대부분과 관계가 있는 부위이므로 통증을 방지하기 위해서는 모든 점에 유의해야 한다.

보온

찬 것은 무릎 통증에 있어서 큰 적이다. 평소부터 양말 등으로 환부를 따뜻하게 유지한다. 울 서포터 등을 끼고 쉬는 것도 좋을 것이다. 서포터는 환부 뿐만이 아니고 넓적다리에서 장딴지에 걸쳐 다소 긴 듯하게 덮을 수 있는 것을 선택한다.

지지용 서포터

슬관절을 지지(支持)하여 보호하기 위해서 지지용 서포터를 이용하는 것도 좋을 것이다. 단, 젊은 사람은 근력의 저하를 초래하므로 통증이 심한 기간만으로 한한다.

서포터는 역시 긴 듯하면서 좀 죄는 것을 사용한다. 다소 힘이 든 느낌이 들거나 하면 잠시 쉰 뒤, 다시 착용하도록 하자. 야간에는 반드시 풀고 쉰다.

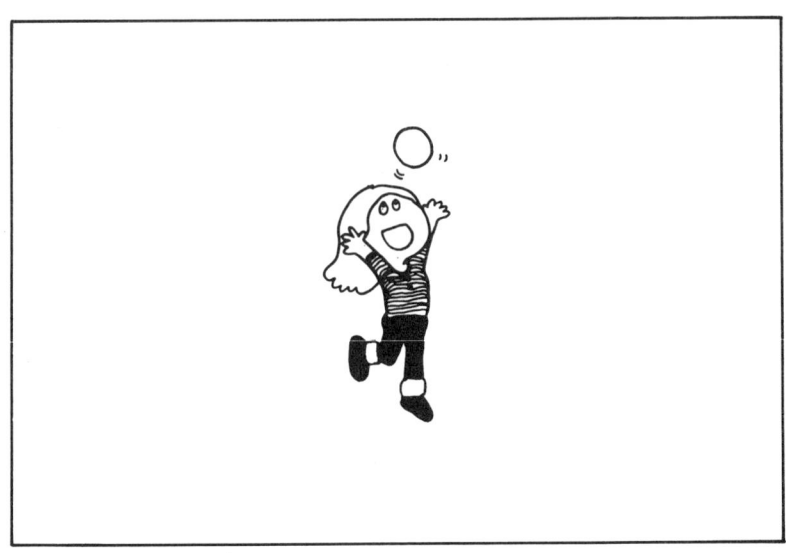

생활은 되도록이면 서양식으로

무릎을 깊이 구부리는 동작은 아플 뿐만 아니라 관절을 기계적으로 자극하여 염증을 일으킨다. 가능하면 화장실을 서양식으로 하고 의자와 침대 생활을 하는 것이 이상적이다.

또 계단을 오르내리는 일은 무릎에 체중의 약 7배나 되는 압력을 가하게 되므로 되도록 계단을 사용하지 않도록 생활 중심은 1층으로 한다.

우리는 예의가 바른 점에서도 정좌를 필요로 하므로 통증을 참고 무릎을 구부리고 있는 사람을 보게 되는데 이것은 절대로 안된다. 무릎 통증이 나아지면 자연히 구부리게 되므로 그때는 다소 양해를 구한다.

일어날 때 열심히 실천해야 할 간단한 체조

아침에 눈을 떴을 때는 야간 수면으로 혈액순환이 떨어지고 근육도 줄어져 있다. 여기에 갑자기 체중을 실으면 무릎이 아프기 쉬우므로 침상에서 준비 체조를 하자. 우선 누운 채로 무릎 구부리기를 한다. 다음에 발가락을 자극하면 혈액순환이 좋아지고 건강 증진에도 도움이 된다.

① 발가락 중앙을 집게손가락과 엄지로 잡고 10초 정도씩 2회 주물러 푼다. 새끼발가락에서부터 시작하여 순서대로 엄지발가락까지를 주물러 편다.

② 이번에는 발가락의 측면을 잡아 마찬가지로 새끼발가락에서부터 순서대로 주물러 푼다.

③ 마지막으로 발가락 전체를 손으로 잡아 앞뒤로 10회 정도 움직인다.

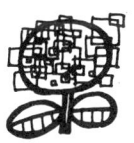

무릎을 차게 하지 않도록 주의하고, 정좌(正座) 등 무릎을 깊게 구부리는 동작은 피한다.

●아침에 일어나 실시해야 할 간이 체조●

발가락 끝과 안을 주물러 편다

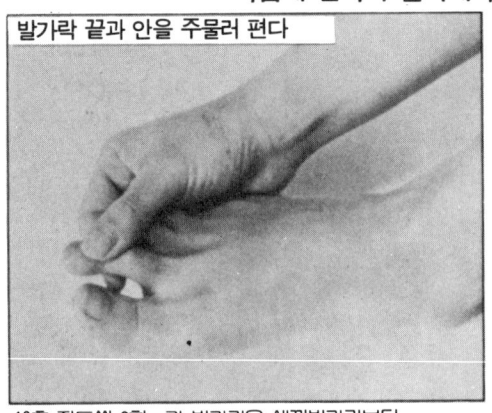

10초 정도씩 2회, 각 발가락을 새끼발가락부터 순서대로 주물러 푼다.

자극해야 할 부위

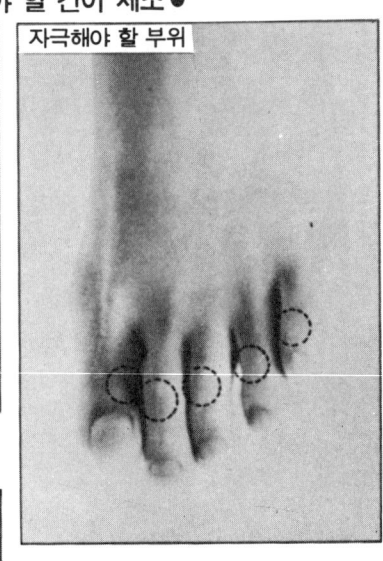

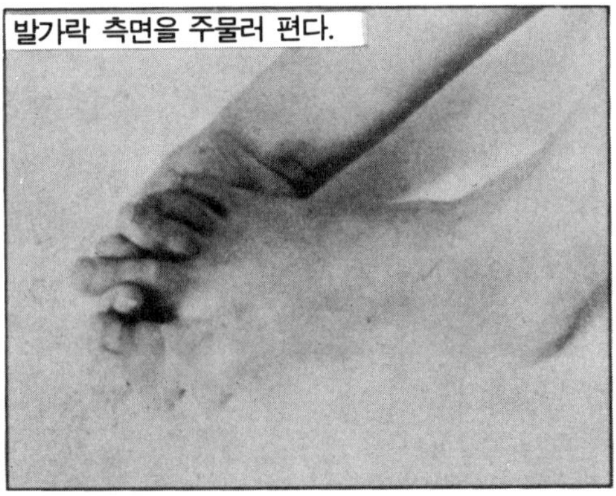

발가락 측면을 주물러 편다.

발가락 측면을 잡고 마찬가지로 주물러 푼다.

발가락 끝을 구부렸다 펴기

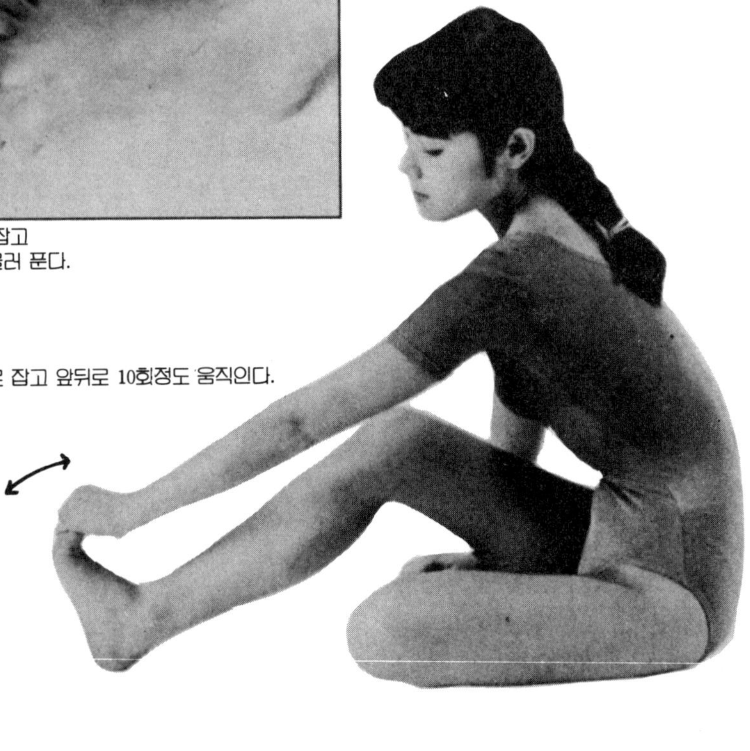

발가락을 손으로 잡고 앞뒤로 10회정도 움직인다.

1 발의 통증 제거법

발목의 통증을 완화시키는 급소 지압

 발목은 무릎과 달리 노화 때문에 자연히 뼈가 변형되어 통증을 일으키는 일은 거의 없다. 어째서 그런가 하는 것은 충분히 알려져 있지 않지만, 무릎에 비해 움직이는 범위가 좁기 때문이거나 또는 슬개골(뚜껑)과 같이 델리케이트한 것이 없으므로 변형을 잘 일으키지 않는 것이 아닌가 라고 생각되고 있다.
 발목 통증 중에 가장 많은 것은 염좌(捻挫)이다. 염좌에는 안정과 냉습포가 중요한데, 통증이 언제까지나 꼬리를 남기고 있기도 하고 또 그 후유증으로 통증이 일어나는 경우에는 급소 지압을 이용한다. 또한 장시간 보행이나 스포츠에 의해 발목이 피곤할 때에도 효과적이다.
 지압은 다음 8개의 급소에 행한다

발 바깥쪽 급소
 양릉천(陽陵泉)… 발의 바깥쪽에 있는 비골소두(腓骨小頭) 바로 아래에 있는 급소이다.

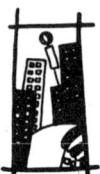

곤륜(崑崙)… 바깥 복사뼈와 아킬레스건 사이에 있다.

신맥(申脈)…바깥 복사뼈 바로 아래에 있다.

중국에서는 편작(扁鵲)이라는 명의(名醫)가 정한 13개의 특효혈 중 하나라고 하여 몸 전체의 조정에도 사용되는 중요한 급소이다.

구허(丘墟)… 바깥 복사뼈 아래 전방에 있는 오목한 곳으로, 신맥에서 손가락 폭 1개 만큼 앞에 위치한다. 이 급소는 몸 측면의 통증에 효과가 있는 급소로, 발목 뿐만이 아니라 담낭염(膽囊炎) 등에 의한 협복(脇腹)의 통증이나 요통, 발의 바깥쪽 신경통 등에 특효가 있다.

또 힘이 빠져 일어나지 못하는 사람, 또는 수영할 때 쥐가 날 때도 기억해 두면 편리한 급소이다.

발 안쪽에 있는 급소

조해(照海)… 안쪽 복사뼈 바로 아래

중봉(中封)… 조해에서부터 손가락 폭 2개 만큼 앞에 있는 오목한 곳.

　상구(商丘)… 안쪽 복사뼈와 중봉 중간.

발의 전면에 있는 급소

　해계(解谿)… 발목 전면 중앙의 급소. 발 끝을 세워 발을 젖히면 발목에 2개의 굵은 힘줄이 떠오른다. 이 힘줄 사이의 깊고 오목한 곳이 해계이다. 관절염이나 염좌의 후유증, 류마치스 등에 좋은 효과가 있는 급소이다.

　이상의 급소를 7～10회, 기분 좋을 정도의 세기로 누른다. 발목은 힘줄이 많으므로 너무 힘을 주어 누르면 오히려 염증을 일으키므로 주의하자.

　또 발목이 피로할 때는 발 끝을 손으로 잡고 좌우에 10회씩 발목을 크게 돌려주면 편해진다.

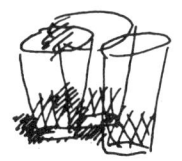

안쪽 복사뼈와 바깥 복사뼈 주위에 있는 급소를 지압하고 발목을 크게 회전시킨다.

●발목 결림과 통증을 완화시키는 급소 지압●

발 전면(前面)의 급소

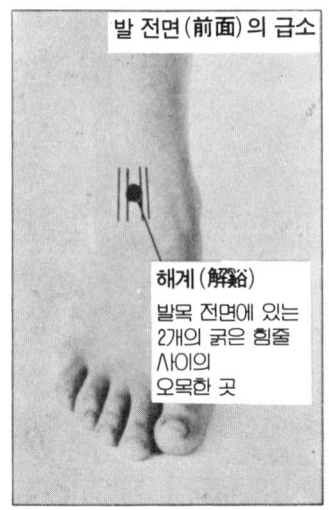

해계(解谿)
발목 전면에 있는 2개의 굵은 힘줄 사이의 오목한 곳

발 반대쪽의 급소

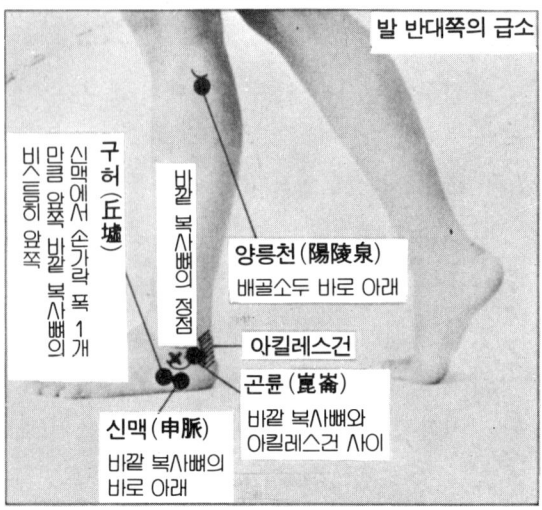

구허(丘墟)
신맥에서 손가락 폭 1개 만큼 앞쪽 바깥 복사뼈의 비스듬히 앞쪽

바깥 복사뼈의 정점

양릉천(陽陵泉)
배골소두 바로 아래

아킬레스건

곤륜(崑崙)
바깥 복사뼈와 아킬레스건 사이

신맥(申脈)
바깥 복사뼈의 바로 아래

해계(解谿) 누르는 법

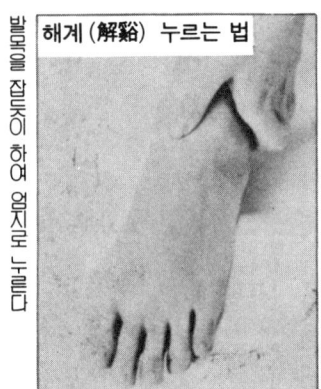

발목을 잡듯이 하여 엄지로 누른다

발 안쪽 급소

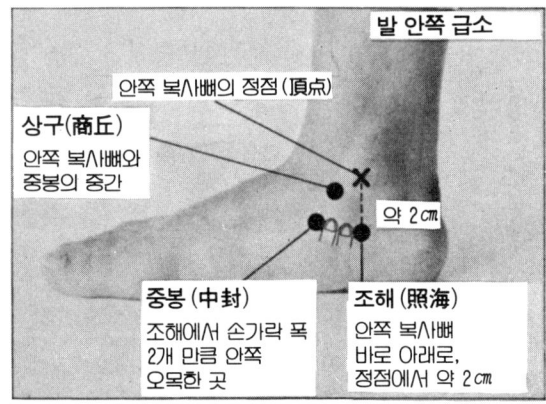

안쪽 복사뼈의 정점(頂点)

상구(商丘)
안쪽 복사뼈와 중봉의 중간

중봉(中封)
조해에서 손가락 폭 2개 만큼 안쪽 오목한 곳

조해(照海)
안쪽 복사뼈 바로 아래로, 정점에서 약 2cm

약 2cm

발목의 피로를 풀어주는 운동

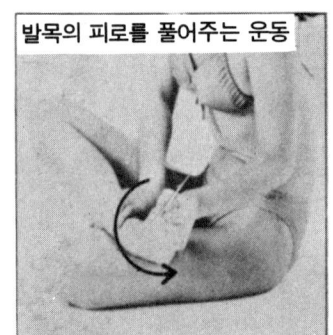

발가락을 잡아 좌우로 10회씩 발목을 크게 돌린다.

신맥(申脈) 누르는 법

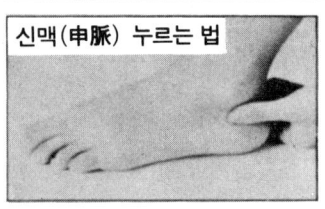

뒤꿈치를 잡듯이 하여 엄지의 배쪽으로 누른다.

악허(丘墟) 누르는 법

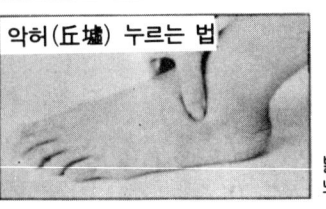

발등쪽에서 누른다.

2 발의 통증 제거법

장딴지의 결림이나
통증을 푼다

　장시간 차를 운전하거나 테니스나 스키 등의 스포츠를 하면 장딴지가 아픈 경우가 있다.
　이럴 때는 우선 마사지를 하여 단단해진 근육을 풀어주자. 목욕 후에 행하면 한층 효과적이다.

장딴지의 마사지
　단단해진 근육을 갑자기 세게 풀면 오히려 염증을 일으키는 일이 있으므로 마사지는 부드럽고 알맞은 정도로 해준다.
　방법은 간단하다. 우선 무릎을 세우고 앉아 두손으로 발을 덮듯이 비벼 올린다. 너무 힘을 주지 말고 발목에서부터 시작하여 무릎까지 부드럽게 비벼 올린다. 10회 정도 반복한다. 마사지로 장딴지에 울혈되어 있던 혈액이 눌리면 근육을 피로하게 하고 있던 유산(乳酸) 등의 피로 물질도 눌려 통증이 완화된다.

장딴지의 통증을 제거하는 급소
　마사지가 끝났을 때 급소 지압을 하는 것도 효과적이다. 그러나 급소는 세게 누르지 말고 부드럽게 주무르듯 푼다.

삼리(三里) … 정갱이 바깥쪽에 있는 급소이다. 정갱이뼈를 아래에서 위로 비벼 올려가면 무릎의 조금 아래에서 뼈가 불룩한 곳에 부딪친다. 여기에서부터 손가락 폭 2개 만큼 바깥쪽에 있는 곳으로, 손가락 끝으로 누르면 둔한 압통을 느끼는 곳에 해당한다.

건각(健脚)의 급소라고도 일컬어지는 발의 특효혈이다. 이 급소만은 강하게 누른다.

승근(承筋)… 장딴지의 급소. 무릎 안쪽의 주름과 발목(바깥 복사뼈의 높이)을 잇는 선을 3등분하여 주름쪽에서부터 1/3 내려간 곳. 무릎 안의 주름과 승산(承山) 사이에 있다.

여기는 장딴지 상부의 비복근(腓腹筋) 중앙으로, 쥐가 날 때나 발 경련의 주치혈(主治穴)이라고 여겨지고 있다.

승산(承山)… 장딴지의 급소. 장딴지의 정중앙으로, 무릎 안쪽 주름과 발목을 잇는 선 한가운데에 위치하고 있다. 비복근이 사람 인(人)자 형으로 분지(分岐)하는 부분의 급소로 발의 경련이나 신경통에도 효과가 있다.

비양(飛陽)… 장딴지의 바깥쪽 급소로, 승산에서 약 2cm 바깥쪽에 있는 위치이다. 비복근 바깥쪽에 있어 점프할 때 가장 힘을 많이 받는 곳이다.

모두 7~10회 지압한다.

무릎을 세우고 앉아 두손으로 발을 덮듯이 하여 가볍게 문지른 채 지압.

● 장딴지의 결림이나 통증을 없애주는 마사지와 지압 ●

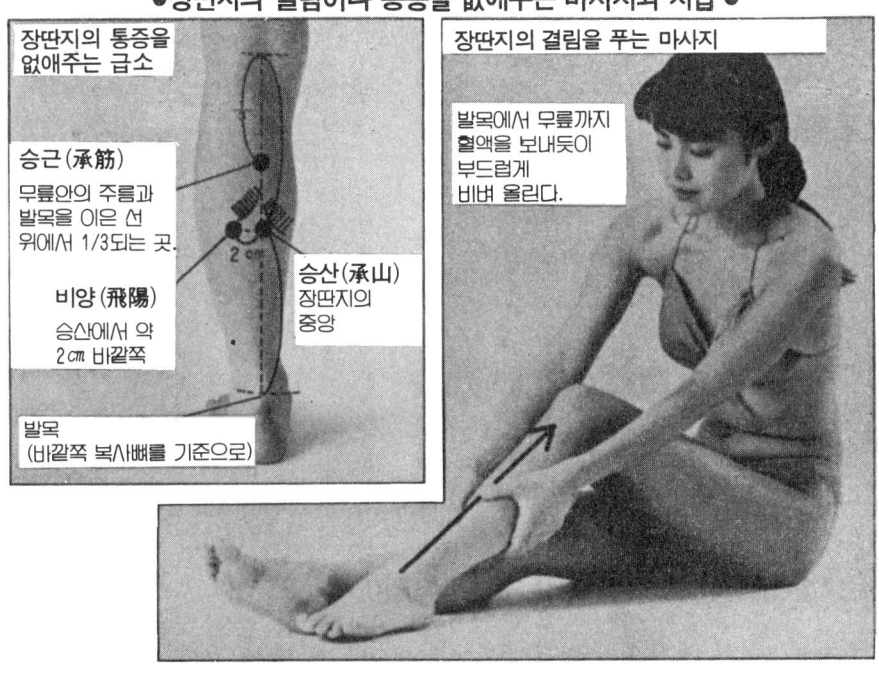

장딴지의 통증을 없애주는 급소

- **승근(承筋)**: 무릎안의 주름과 발목을 이은 선 위에서 1/3되는 곳.
- **비양(飛陽)**: 승산에서 약 2cm 바깥쪽
- **승산(承山)**: 장딴지의 중앙
- **발목** (바깥쪽 복사뼈를 기준으로)

장딴지의 결림을 푸는 마사지

발목에서 무릎까지 혈액을 보내듯이 부드럽게 비벼 올린다.

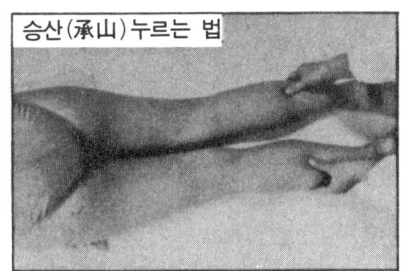

승산(承山) 누르는 법

엄지로 살짝 누른다.

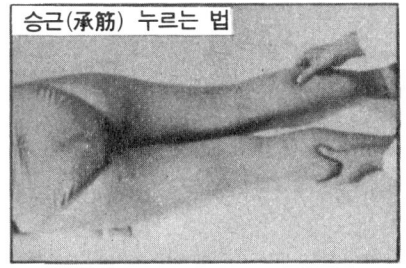

승근(承筋) 누르는 법

부드럽게 결림을 풀듯이 주물러 풀어준다.

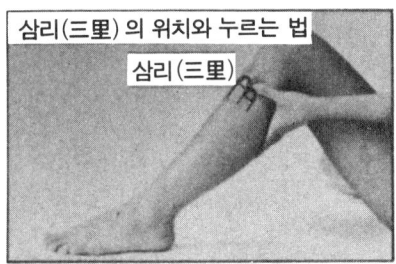

삼리(三里)의 위치와 누르는 법

정갱이뼈를 아래에서 위로 비벼 올려 볼록함을 느끼는 곳에서부터 손가락 폭 2개 만큼 바깥쪽. 조금 힘을 넣어 누른다.

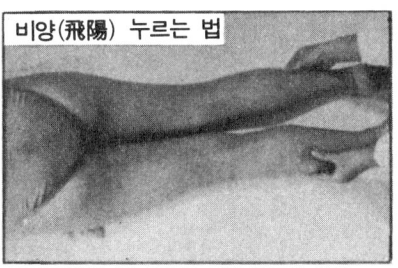

비양(飛陽) 누르는 법

발바닥에서부터 근육을 크게 잡듯이 하여 누른다.

3 발의 통증 제거법

발바닥, 뒤꿈치의 통증은 이렇게 고친다

 드물게는 족저근막염(足底筋膜炎)과 같은 병 때문에 오는 경우도 있는데, 발바닥이나 뒤꿈치가 아프다고 하면 우선 근육의 피로가 원인이다. 이럴 때는 급소 지압이나 마사지가 효과가 있다.

발바닥의 피로를 푸는 급소
 발바닥에는 용천(湧泉)이라는 특효혈이 있다.
 용천(湧泉)··· 발의 엄지와 인지 사이에서 중심을 향해 5~6㎝ 되는 곳에 있는 급소로, 발바닥의 사람 인자 모양의 오목한 곳 중앙 위치에 있다.
 이 급소를 중심으로 발바닥 전체를 주먹으로 100회 정도 두드려 준다. 가볍고 리드미컬하게 두드리는 것이 요령. 기분 좋을 정도로 두드리자.

뒤꿈치의 통증을 제거하는 급소
 뒤꿈치의 통증에는 발목 주위에 있는 급소를 이용한다. 발목은 급소가 많이 모여 있는 곳이다. 허리나 무릎에 나란히 이만큼 급소가 밀집되어 있는 것은 인간이 직립했을 때, 가장 부담이 가는 것은 발

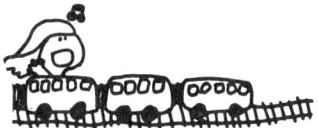

목, 무릎, 허리이며, 바로 그 때문에 이들 주위에 급소가 집중되어 있는 것이 아닐까 라고 생각되고 있다.

수천(水泉)··· 안쪽 복사뼈의 급소. 안쪽 복사뼈와 아킬레스건 사이에는 태계(太谿)라는 급소가 있는데, 거기서 약 2cm 아래, 안쪽 복사뼈 아래의 끝 높이이다

부인병의 특효혈인데, 뒤꿈치 안쪽 통증이나 발이 무거울 때도 효과가 있다.

복참(僕參)··· 바깥 복사뼈의 급소. 바깥 복사뼈와 아킬레스건 사이에 있는 곤륜(崑崙)이라는 급소에서 약 3cm 아래로, 바깥 복사뼈의 뒤 아래쪽에 있다.

뒤꿈치의 바깥쪽 통증에 특히 효과가 있고 류마치스 등에 의한 발의 약화, 아킬레스건염 등에도 효과가 있다.

신맥(申脈)··· 바깥 복사뼈 바로 아래에 있는 급소.
모두 기분 좋을 정도로 7회 정도 지압한다.

뒤꿈치의 마사지

뒤꿈치의 통증이나 나른함에는 마사지가 효과적이다.

① 뒤꿈치에서 발목쪽을 만지면 뒤꿈치 뼈가 끝나는 부분에 오목한 곳이 있다.

여기에 손가락 끝을 넣어 뒤꿈치를 발바닥쪽에서 잡는다.

② 그대로 손가락 끝에 힘을 넣었다가 떼는 동작을 10회 정도 반복한다.

또 발바닥이 아플 때는 두손으로 발바닥을 잡고 좌우 4개의 손가락에 힘을 넣어 주무르면 좋을 것이다.

발 전체가 기분 좋을 정도로 가볍게 한다.

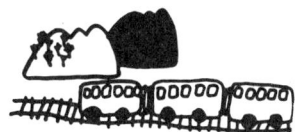

발바닥의 통증은 주먹으로 약 100회 리드미컬하게 두드리고 뒤꿈치의 통증에는 지압을 한다.

●발바닥이나 뒤꿈치의 통증을 치료하는 법●

용천(湧泉)의 위치

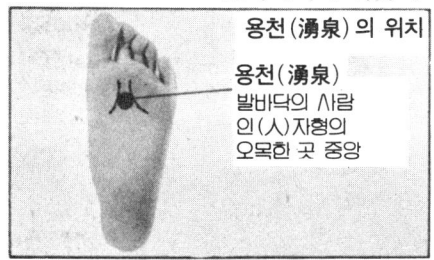

용천(湧泉)
발바닥의 사람
인(人)자형의
오목한 곳 중앙

발바닥 두드리기

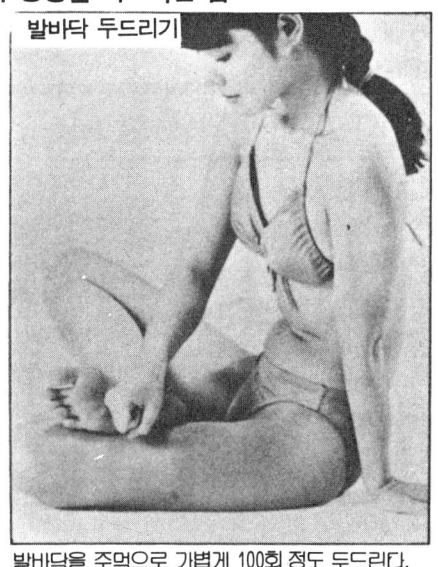

발바닥을 주먹으로 가볍게 100회 정도 두드린다.

뒤꿈치 마사지

마사지 방법

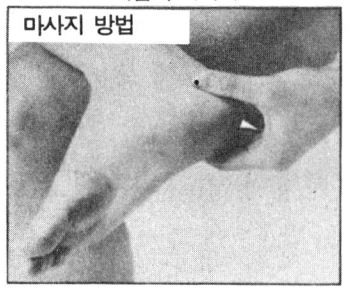

뒤꿈치 뼈를 잡고 손가락 끝을 오목한 곳에 넣듯이 힘을 주었다가 뺀다.

뒤꿈치의 통증을 없애는 급소

바깥 복사뼈의 급소

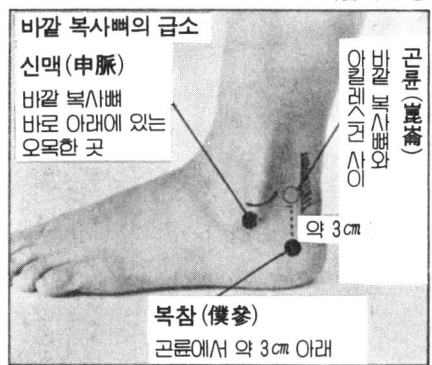

신맥(申脈)
바깥 복사뼈
바로 아래에 있는
오목한 곳

곤륜(崑崙)
바깥 복사뼈와
아킬레스건 사이

약 3cm

복참(僕參)
곤륜에서 약 3cm 아래

안쪽 복사뼈의 급소

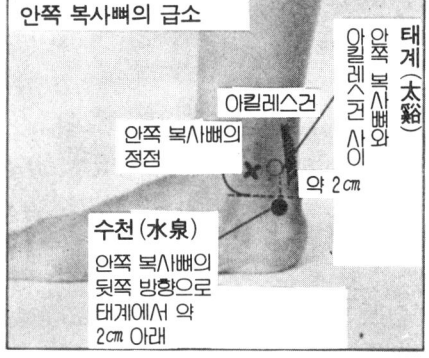

태계(太谿)
안쪽 복사뼈와
아킬레스건 사이

아킬레스건
안쪽 복사뼈의
정점

약 2cm

수천(水泉)
안쪽 복사뼈의
뒷쪽 방향으로
태계에서 약
2cm 아래

복참(僕參) 누르는 법

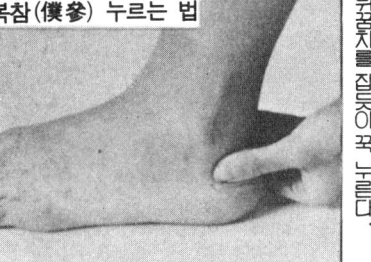

뒤꿈치를 잡듯이 꼭 누른다.

수천(水泉) 누르는 법

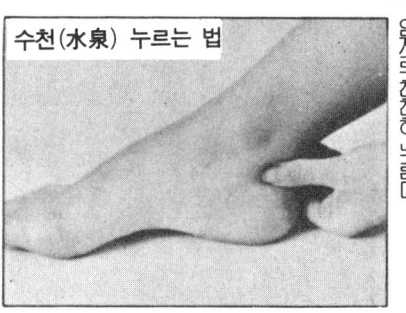

엄지로 천천히 누른다.

1 발의 부종, 나른함 해소법

지압으로 고친다

발이 나른하다든가 부종이 있는 증상은 평소에 누구나 경험한다. 심한 운동이나 노동에 의한 발의 나른함은 근육의 피로가 원인이므로 목욕으로 몸을 따뜻하게 하고 수면을 충분히 취하면 훨씬 편해진다.

그와 동시에 발 허리의 나른함에 효과가 있는 것이 급소 지압이다. 피로에 의한 발 허리의 나른함이나 어깨 결림, 통증의 치료는 급소 지압이 가장 빠른 길이다.

발의 급소 찾는 법

발 정갱이 바깥쪽에 굵은 근육이 달리고 있다. 이것은 전경골근(前脛骨筋)이라고 하여 발의 나른함이 가장 잘 나타나는 근육이다.

동양 의학적으로 보면 전경골근은 소화기와 관계되는 위경(胃經)이라는 경락(經絡 ; 에네르기의 흐름)이 통과하는 길이며, 위장이 약한 사람은 전경골근이 약하고 그 때문에 발이 피로해지기 쉽다고 생각된다.

그러므로 급소 지압은 이 전경골근을 따라 행한다. 발의 나른함이 해소되면 동시에 위장 작용도 좋아진다.

삼리(三里)··· 전경골근 위로 정갱이뼈 인대에서부터 더듬어 올라갈 때 부딪치는 뼈의 불룩한 곳에서 손가락 폭 2개 만큼 바깥쪽. 발의 피로를 해소하는 특효 급소이다.

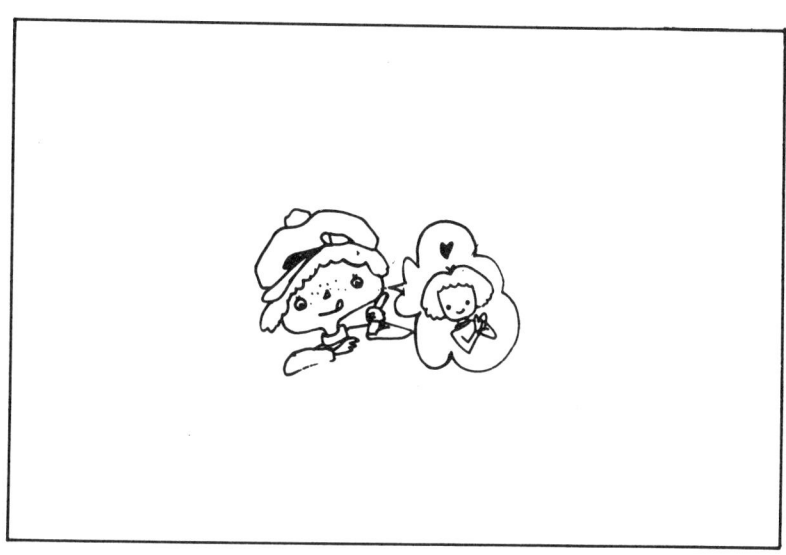

　상거허(上巨虛)··· 삼리에서 손가락 폭 3개 만큼 내려간 전경골근 위에 있는 급소. 전경골근 중에서도 특히 나른함이 나타나기 쉬운 곳이다.

　조구(條口)··· 전경골근 중앙에 있는 급소이다. 무릎 안쪽에 있는 주름선을 전경골근까지 연장하여 발목(바깥 복사뼈의 정점)과 연결한다. 이 선 중앙 높이에서 전경골근 위에 있는 것이 조구이다.

　풍륭(豊隆)··· 조구에서 손가락 폭 1개 만큼 바깥쪽(장딴지 방향)에 있는 급소.

　하거허(下巨虛)··· 상거허에서 손가락 폭 3개 만큼, 조구에서 손가락 폭 1개 만큼 내려간 곳.

　이상의 급소를 전경골근을 따라 위에서 아래로 즉 삼리(三里), 상거허(上巨虛), 조구(條口), 풍륭(豊隆), 하거허(下巨虛)의 순으로 7~10회씩 지압한다.

　엄지손가락의 배로 '1, 2, 3'에서 천천히 누르고 1박자 쉬고 지압을 반복한다.

목욕을 이용하여

목욕은 피로한 근육을 회복시키는데 좋은 방법인데, 목욕을 하면서 타올을 이용하여 전경골근을 잘 비벼주면 피의 흐름이 좋아지고 회복이 빨라진다. 또 주먹으로 전경골근을 발목에서부터 무릎까지 두드려도 효과가 있다.

드라이어를 이용하여

드라이어의 열풍으로 급소를 자극하는 것도 좋을 것이다. 전경골근 전체를 열풍으로 따뜻하게 하고, 급소에 열풍을 대어 따뜻해지면 떼는 동작을 2~3분 간 반복한다.

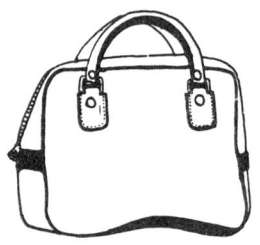

정갱이 바깥쪽에 있는 전경골근의 급소를 위에서 아래의 순으로 지압한다. 목욕도 좋다.

●발의 나른함을 제거하는 급소의 지압●

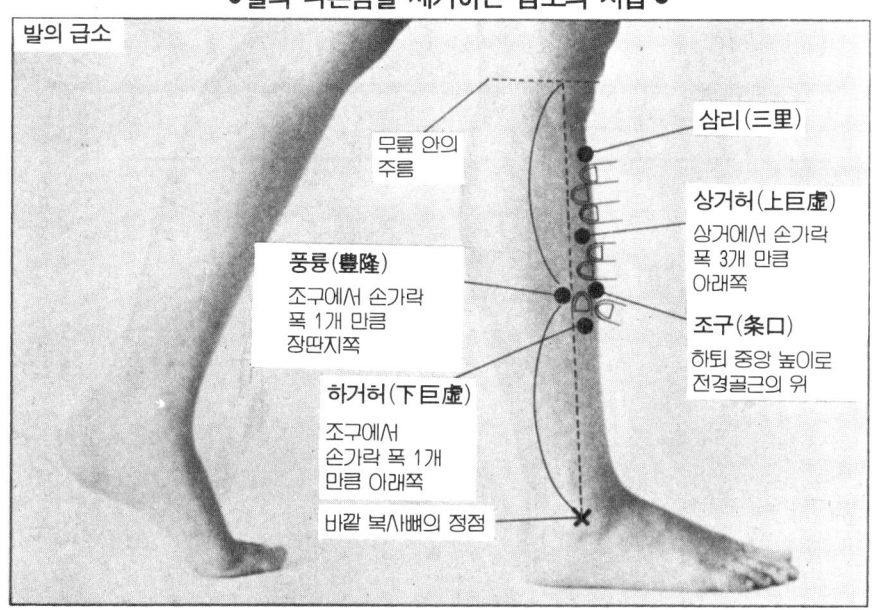

발의 급소

- 무릎 안의 주름
- 삼리(三里)
- 상거허(上巨虛): 상거에서 손가락 폭 3개 만큼 아래쪽
- 풍륭(豐隆): 조구에서 손가락 폭 1개 만큼 장딴지쪽
- 조구(條口): 하퇴 중앙 높이로 전경골근의 위
- 하거허(下巨虛): 조구에서 손가락 폭 1개 만큼 아래쪽
- 바깥 복사뼈의 정점

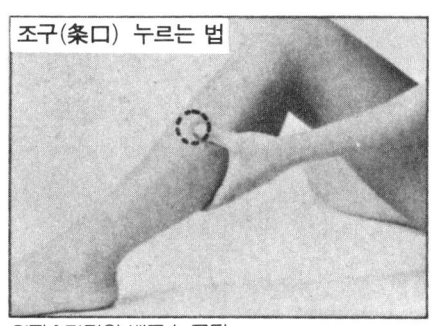

조구(條口) 누르는 법
엄지손가락의 배로 누른다.

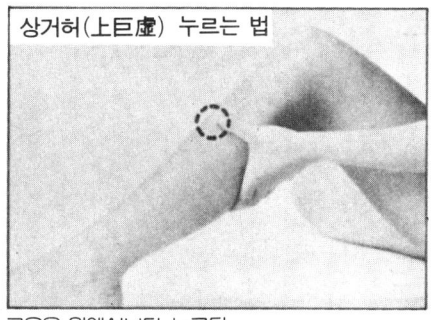

상거허(上巨虛) 누르는 법
근육은 위에서부터 누른다.

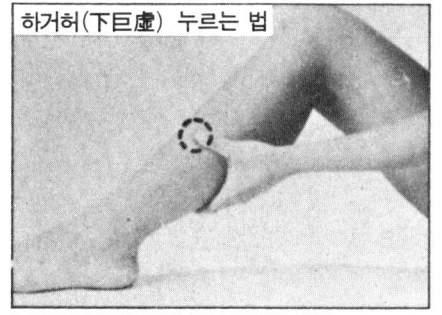

하거허(下巨虛) 누르는 법
누르면 발 끝을 향해 둔한 통증이 있다.

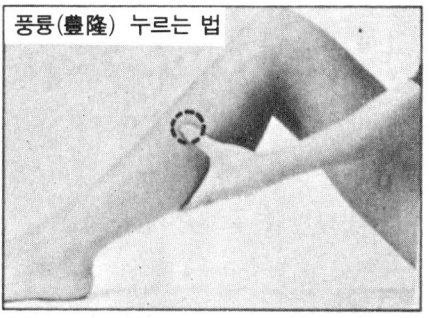

풍륭(豐隆) 누르는 법
정갱이뼈를 향하여 누른다.

2 발의 부종, 나른함 해소법

마사지로 고친다

발의 피로를 풀기 위해서는 발 뿐만이 아니라 허리를 마사지하는 것도 중요하다. 허리의 피로는 발에, 발의 피로는 허리에 영향을 주기 때문이다. 우선 요통 마사지로 허리의 근육을 풀고 발 마사지에 들어간다.

발의 피로를 푸는 마사지
마사지는 발목에서 무릎을 향해 울혈된 혈액을 심장으로 되보낸다는 생각으로 행한다.

① 마사지를 받는 사람은 발목 아래에 베개를 두어 발을 조금 위로 하고 눕는다.

② 마사지 하는 사람은 발목 조금 윗부분을 두손으로 좌우에서부터 크게 잡는다. 1군데당 5~6회 잡았다가 놓는 동작을 반복하면서 발목에서부터 발뿌리까지 발 전체에 마사지를 행한다.

③ 다음에 발의 정갱이뼈(경골 ; 脛骨)과 바깥쪽 큰 근육(전경골근 ; 前脛骨筋) 사이의 오목한 곳을 따라 마사지한다. 우선 발목 조금 위에서 정갱이뼈와 근육 사이 오목한 곳에 엄지 머리를 댄다. 그리고 1군데당 5~6회 엄지로 작은 원을 그리며 주무르면서 무릎 아래까지 오목한 곳을 마사지한다.

④ 마찬가지로 넓적다리 바깥쪽을 마사지한다. 넓적다리의 바깥쪽

을 대전자(大轉子 ; 대퇴골 관절)에서부터 무릎 옆까지 이어주는 굵은 근육이 있다. 이 근육을 무릎 위에서 대전자를 향해 마사지. 엄지의 배를 근육 위에 대고 조용히 눌러 돌리면서 대전자까지 근육을 주물러 풀자.

정갱이 오목한 곳은 조금 힘을 넣어 눌러 주무르는데, 넓적다리의 근육은 빨리 돌리지 않고 천천히 돌리는 것이 요령이다.

1군데당 5~6초 간의 시간을 들여 천천히 근육을 주물러 풀자.

⑤ 마무리로 발 뒤쪽 근육을 편다. 우선 왼손으로 가볍게 무릎을 누르고 오른손 손바닥을 발 끝에서부터 발바닥을 향해 그대로 오른손에 힘을 넣어 발 끝을 천천히 쓰러뜨린다. 왼발도 마찬가지로 실시한다.

⑥ 마지막으로 발가락 뿌리를 주물러 풀어 주면 한층 효과적이다.

엄지로 마사지하는 경우는 다른 4개의 손가락을 피부에 대고 엄지로 지탱하면서 행하면 엄지 끝의 힘을 조절하면서 일정한 힘으로 마사지할 수 있다.

부종이 있는 경우

발이 피로할 때는 혈액이나 림프액의 흐름이 정체되어 부종을 일으키는 경우가 있다. 그 경우에는 베개나 방석을 대어 발을 높이 들게 하고, 손바닥으로 장딴지 바깥쪽을 발목에서부터 무릎을 향해 10회 정도 비벼 올린다.

발이 피로할 때는 허리 마사지를 행한 뒤 발의 마사지로 들어가는 것이 요령.

●발의 피로를 제거하는 마사지●

마사지 자세

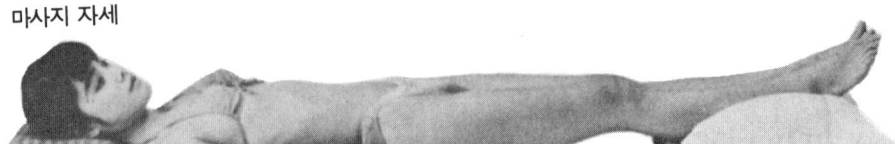

마사지 받는 사람은 누워서 발목 아래에 베개나 세번 접은 방석을 댄다.

마사지 방법 (양손인 경우)

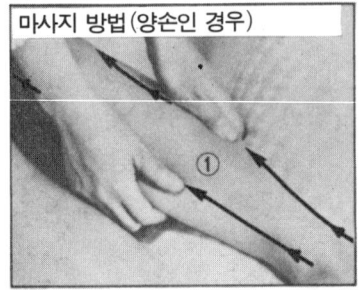

양손으로 정갱이 양쪽 근육을 크게 잡았다가 놓는다 (①).

양손으로 마사지할 부위

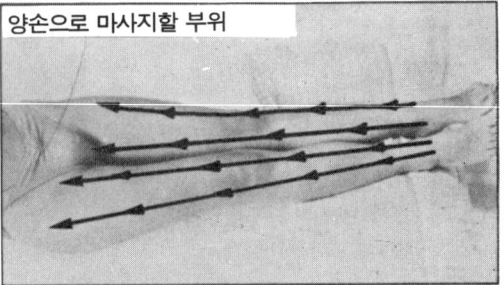

발목에서 발 뿌리까지를 양손으로 좌우로 잡아 마사지한다.

엄지로 마사지할 부위

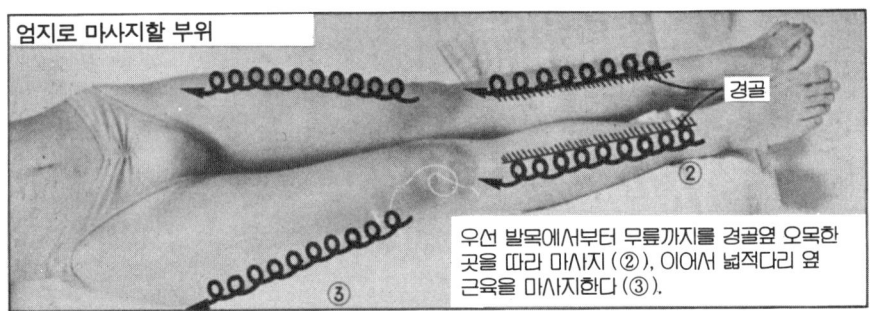

경골

우선 발목에서부터 무릎까지를 경골옆 오목한 곳을 따라 마사지 (②), 이어서 넓적다리 옆 근육을 마사지한다 (③).

발 뒤 근육을 뻗는다

왼손으로 무릎을 가볍게 누른다.

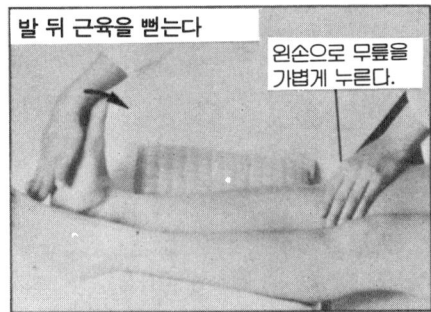

오른손으로 발 끝을 누른다.

마사지 방법 (엄지의 경우)

4개의 손가락을 지탱하여

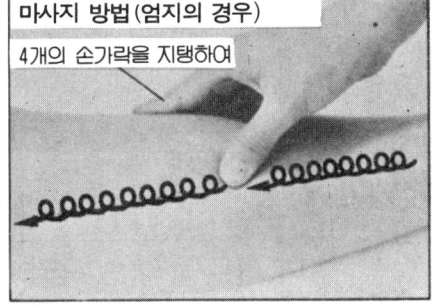

4개의 손가락을 지탱하여 엄지 배로 1곳 당 5~6회 작게 원을 그리면서 마사지한다.

3. 발의 부종, 나른함 해소법

체조로 고친다

　여기에서 소개하는 것은 장딴지 근육을 신축시켜 혈액의 흐름을 좋게 하는 동시에 근육이 뭉친 것을 풀어 발의 피로를 푸는 체조이다. 호흡에 맞추어 천천히 발을 움직이자.
　한번 운동이 끝나면 발이 훨씬 상쾌해져 잠을 푹 잘 수 있다.

발목 체조
　하루종일 앉아서 일하는 사람, 하이힐이 발을 피로하게 하는 사람 등에게 특히 효과가 있는 체조이다.
　① 누워서 두 손을 좌우로 벌리고 손바닥은 위로 향한다. 그대로 입에서 숨을 뱉는다.
　② 숨을 천천히 코로 빨아들이면서 왼발을 수직으로 세운다.
　③ 숨을 내쉬면서 왼발 뒤꿈치를 당겨 낸다. 이렇게 하면 아킬레스건이 뻗어진다.
　④ 다음에 숨을 들이마시면서 발 끝을 쭉 편다. 이 뒤꿈치를 뻗어 발 끝을 펴는 것을 호흡에 맞추어 4회씩 천천히 반복한다.
　⑤ 그것이 끝나면 숨을 내쉬면서 왼발을 천천히 내린다.
　⑥ 오른발도 마찬가지로 들어 발 끝과 뒤꿈치 구부리기를 4회 반복한다. 이것을 좌우 발 번갈아 2회씩 실시한다.
　⑦ 마지막으로 두 발을 모으고 같은 체조를 한다. 두 발을 모으고

수직으로 들어 뒤꿈치를 호흡에 맞추어 천천히 찔러낸다.

다음에 발 끝을 편다. 이것을 4회 반복하고 천천히 발을 내린다. 모든 동작은 호흡에 맞추어 행한다.

타올을 사용한 체조

체조의 강도를 타올로 조정하면서 행하는 체조이다. 특히 서서 하는 작업 때문에 발이 피로하거나 나른한 사람에게 적합하다.

① 발목 체조와 마찬가지로 누운 자세로 숨을 내뱉는다.

② 숨을 빨아들이면서 한쪽 발을 올리고 타올을 장심에 딱 끌어 두 손으로 잡는다.

이때 머리를 들어 올리듯이 하여 타올을 잡고 상체를 내리는 무게로 타올을 당긴다. 발이 가슴 쪽으로 쑥 당겨지고 발 뒤쪽 근육이 신전(伸展)된다. 무릎이 구부러지지 않도록 주의하자.

③ 그대로 15초 간, 자연스러운 호흡을 하면서 정지한다. 발 뒤가 조금 아플 정도면 딱 좋은 자극이 된다. 익숙해지면 30초 정도 정지한다.

④ 숨을 내뱉으면서 무릎을 한번 구부리고 발을 내린다. 좌우의 발을 번갈아 2회 행한다. 몸이 부드러운 사람은 타올을 짧게 잡거나 직접 손으로 발바닥을 잡고 한다.

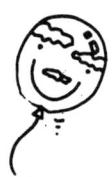

장딴지 근육의 결림을 푸는 체조를 호흡에 맞추어 천천히 반복한다.

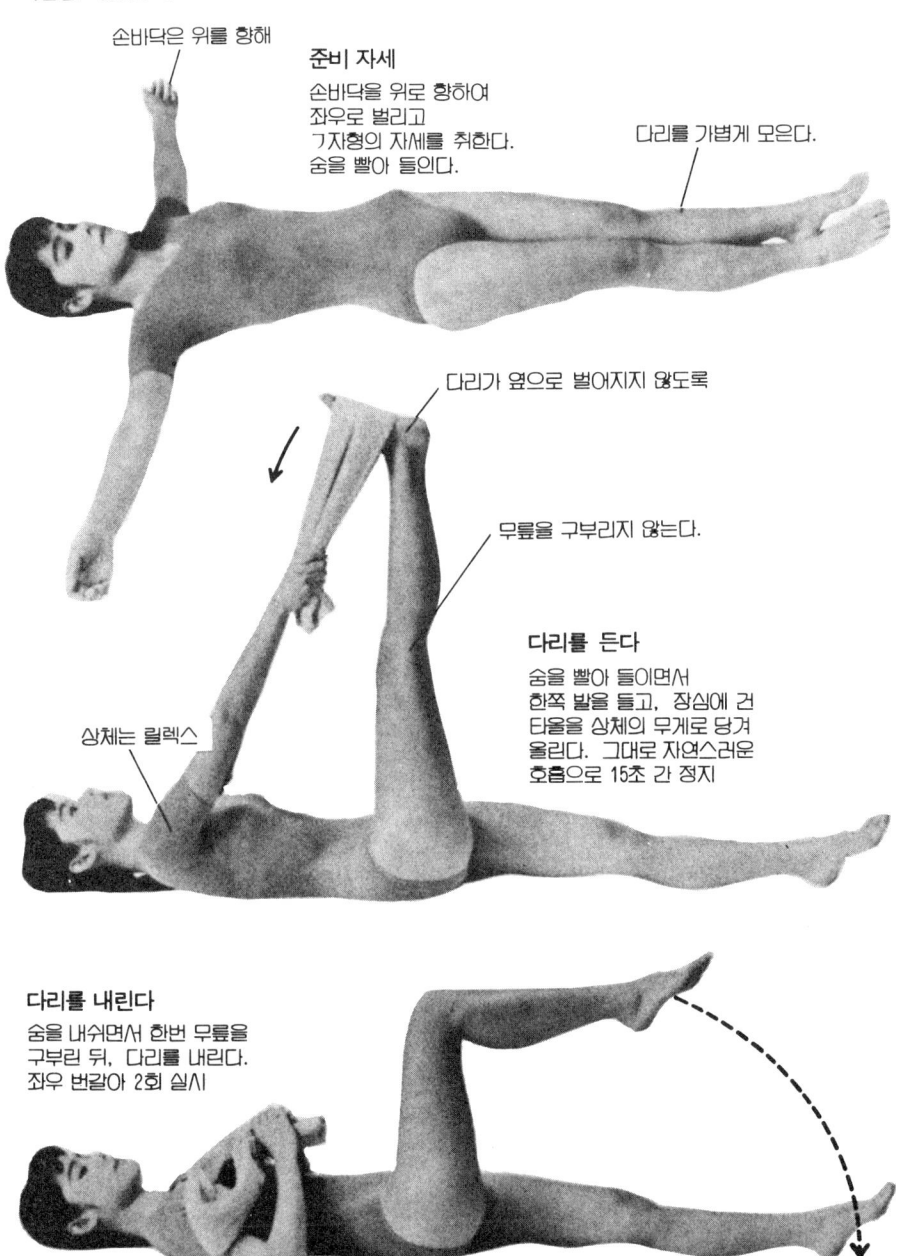

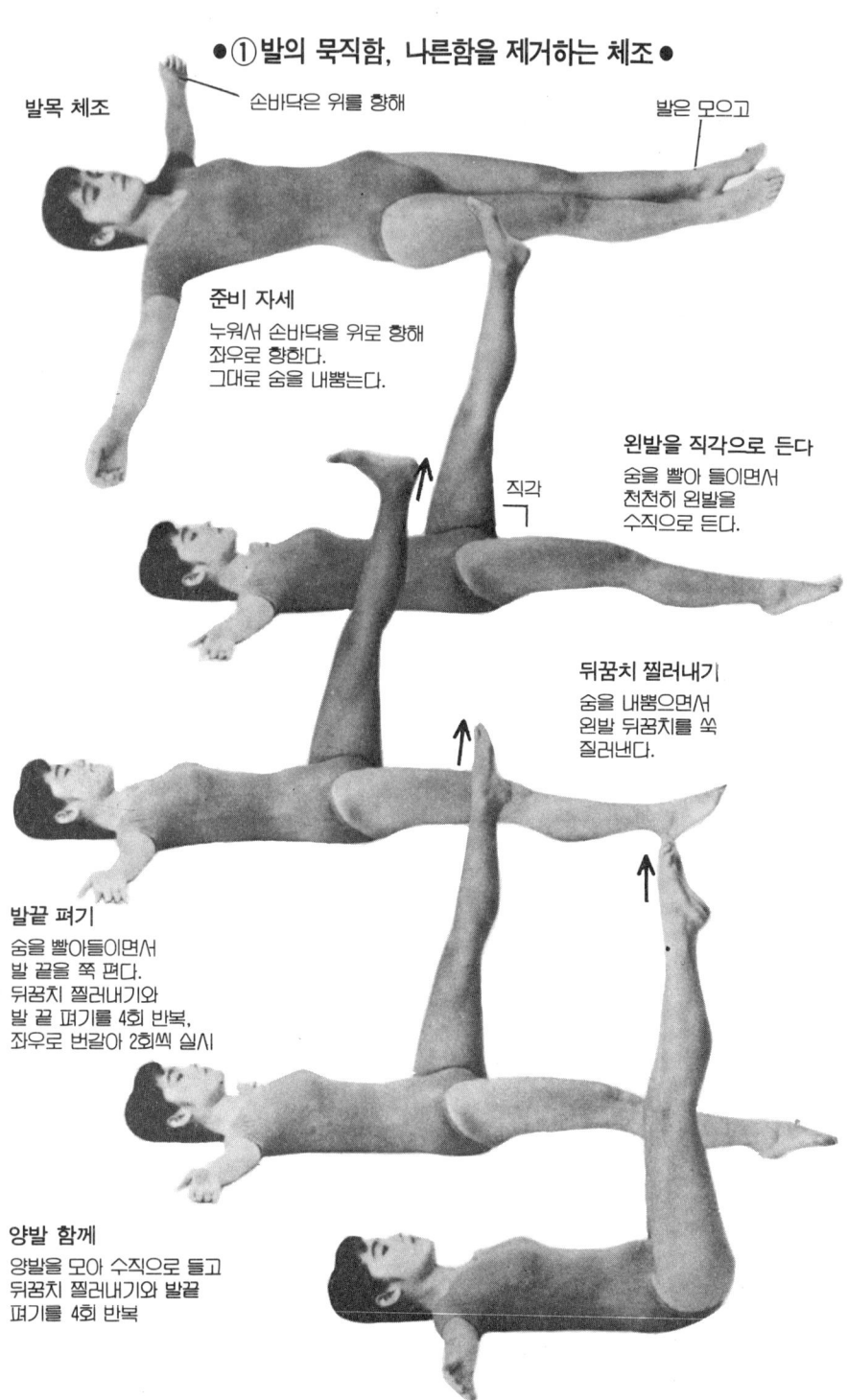

허리, 무릎, 발의 통증을 완치시키기 위한
이론편

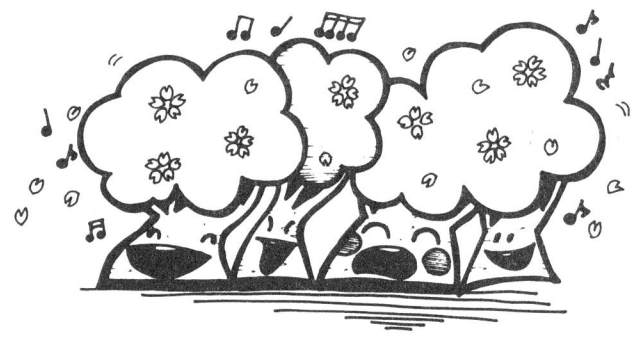

> 허리, 무릎, 발의 통증을 완치시키기 위한 이론편

요통을 일으키는 메카니즘

10명 중 8명은 요통으로 괴로워하고 있다

일생 동안 80% 인간은 요통을 경험한다고 한다. 어째서 그 정도로 요통에 시달리는 사람이 많은 것일까.

수백만년 전 인류는 네 발로 보행하다가 두발 보행이라는 획기적인 진화를 거두어 '손'이라는 자유를 획득했다. 그러나 그와 동시에 요통이라는 숙명을 지게 되었던 것이다.

그때까지 등뼈는 상반신과 하반신을 수평으로 잇는 브리지 역할을 하고 있었다. 상반신은 두 개의 앞발, 하반신은 두 개의 뒷발로 무리없이 지탱되고 있었던 것이다. 그러나 두 발 보행과 함께 등뼈는 직립을 하게 되었다.

그렇다고는 해도 본래 브리지용으로 만들어진 골격이므로 그렇게 간단하게는 직립할 수 없다. 예를 들면 고관절(股關節)이다. 개나 고양이를 보면 할 수 있듯이 네 발 보행의 경우, 골반과 발이 고관절로 큰 각도를 만들고 있다.

두 발 보행을 하기 위해서는 우선 발과 골반을 똑바로 이어야하는 것이다.

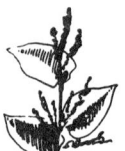

그러나 실제로 인체의 골반은 30도 정도 전방을 향하고 있다. 골반의 축(軸)과 발이 평행이 되기 위해서는 나머지 30~60도는 부족한 것이다. 아직 네 발 보행 시대의 '꼬리'가 사라지지 않고 남아 있는 것이다. 이대로 2개의 발로 몸을 지탱하게 되면 상체는 크게 앞으로 기울어져 버린다.

이것을 보충하기 위해 오랜 세월에 걸쳐 변형된 것이 배골이다. 배골을 옆에서 보면 허리 부분에서 전방으로 활모양으로 젖혀져 있다. 골반에서부터 배골이 젖혀져 서는 것에 의해 상반신이 똑바로 설 수 있는 것이다. 그리고 목을 직립시키기 위해 배골은 목 부분도 전방으로 불룩하게 했다.

허리와 목의 이 S자형 커브를 배골의 생리적 만곡(生理的彎曲)이라고 한다.

그러나 이 생리적 만곡은 동시에 인체의 약점도 되었다. 젖혀진 형(形)으로 무거운 상반신을 지탱하는 허리와 머리를 지탱하는 목에 짐이 가중되어 요통이나 어깨 결림을 일으키기 쉬운 것이다.

배골이 만들어진 상태 자체에
요통을 만드는 원인이 있다

 배골은 미골(尾骨)까지 포함하여 32～35개의 추골(椎骨)이라는 뼈가 벽돌처럼 쌓여져 만들어져 있다. 추골과 추골은 배골 뒤쪽에 얽혀 추간관절(椎間關節)을 구성한다. 그러나 추골은 딱딱한 뼈이므로 그대로 구부러지면서도 부딪쳐 버린다. 그러므로 그런 일이 없게끔 추골 사이에 쿠션으로 끼어 있는 것이 추간판(椎間板)이라는 탄력이 풍부한 연골이다.

 추간판은 추골의 움직임에 따라 압축되어 등뼈의 움직임을 가능하게 하는 동시에 뼈 하나하나에 가해지는 충격을 경감시킨다.

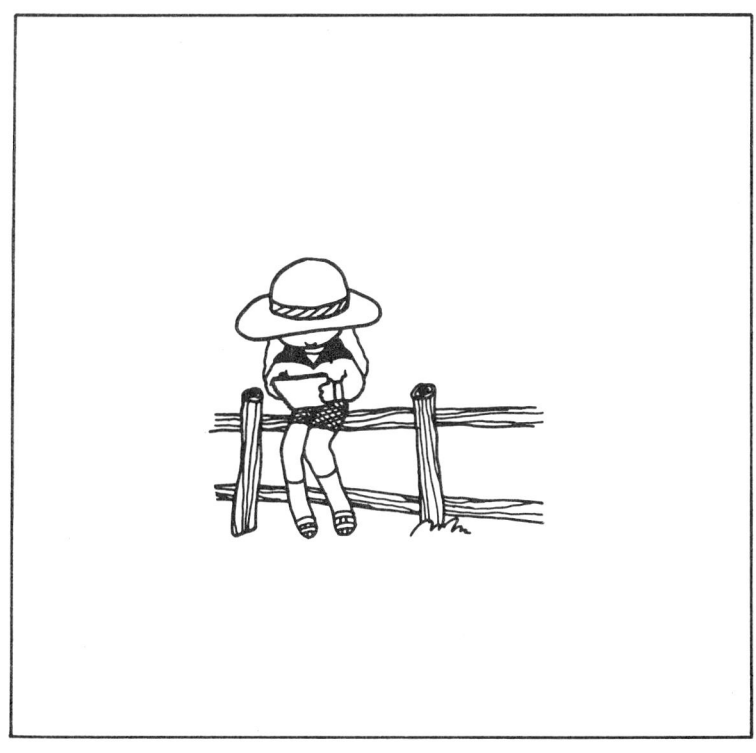

충격은 또한 등뼈의 생리적 만곡에 의해서도 경감된다. 등뼈가 똑바로 막대기처럼 되어 있으면 그 충격이 그대로 뇌까지 전달되어 버리지만, 등뼈가 만곡되어 있고 게다가 탄력이 있기 때문에 충격이 뇌에 전해질땐 훨씬 적어지는 것이다

그러나 이런 충격을 흡수하기 위해 거기에 있는 허리 부분은 큰 부담 즉, 압력을 받는다.

등뼈의 작용법 자체도 문제이다. 우리들이 인사를 할 때 가장 잘 구부려지는 것은 허리이다. 정확히 말하자면 요추의 4번과 5번이다. 흉추는 늑골(肋骨)이라는 큰 뼈를 감싸고 있기 때문에 전방으로 약간 밖에 구부릴 수 없다. 상반신을 90도로 구부릴 때, 요추가 45도 구부러지고 나머지 각도는 골반의 회전에 의해 행해진다.

요추는 이 정도로 움직이는 범위가 넓기 때문에 그것을 지탱하는 근육 부담도 커 피로가 겹치면 요통을 일으키기 쉬운 것이다.

'젖혀진 허리'인 사람은
아프기 쉽다

이상과 같이 인간은 골격적으로나 등뼈의 움직임 면에서 요통이라는 폭탄을 안고 있다. 그러나 그렇다고 해서 인간이라면 누구나 요통을 일으키는 것은 아니다. 역시 요통을 일으키는 계기가 있다.

그중 하나가 '자세'이다. 자세가 나쁘면 등뼈의 생리적 만곡이 깨져 일부 등뼈나 근육에 큰 부담이 가해진다. 특히 요통을 일으키기 쉬운 사람은 허리가 젖혀진 사람이다.

요추는 앞에서도 말했듯이 조금 젖혀져 있는 것이 자연스러운 것이지만 그 젖혀진 상태가 심하면 요추 뒤쪽 즉, 추간관절(椎間關節)로 체중을 지탱하게 된다.

여기는 본래 체중을 지탱하는 부위가 아니며, 젖혀지면 추골 자체

뒤쪽의 틈이 좁아져 압박된다. 이것이 신경을 압박하기도 하고 근육을 피로하게 하여 요통을 일으키는 원인이 되는 것이다.

또 근력의 세기도 요통의 원인이다. 등뼈가 아무리 단단해도 이것을 지탱하는 것은 근육이다. 근육이 약하면 피로가 빨리 올 뿐만 아니라 등뼈의 움직임도 불안정하고 허리가 아프기 쉬운 것이다. 등뼈와 관계되는 복근(腹筋), 둔근(臀筋 ; 엉덩이 근육)은 튼튼해야 한다.

복근이 약하면 요추가 전방으로 만곡되고 젖혀진 허리를 악화시키는 큰 원인이 된다.

또한 좋은 자세를 유지하기 위해서는 발의 근육도 강해야 한다.

그리고 스트레스에 의한 요통도 늘어났다. 스트레스는 심인성(心因性) 요통을 일으킬 뿐만 아니라 근육의 긴장을 높이고 좋지 않은 자세를 만든다는 점에서도 이중, 삼중으로 요통을 낳는 원인이 되는 것이다.

등뼈의 생리적 만곡(彎曲)

경추
흉추
요추
30도

요추는 골반 전향을 커버한다.

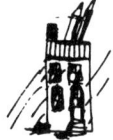

1 통증의 원인과 그 대책

요통과 뻐근한 허리

**요통의 대부분은
근육 피로가 원인인 '요통(腰痛)'**

요통은 누구나 자주 경험하는 증상인데, 이것 만큼 그 원인이 여러 가지인 병도 없을 것이다. 위염(胃炎) 등 내장의 병이 허리에 반사하여 요통을 일으키는 일이 있는가 하면 등뼈나 신경 장해(神經障害)로 요통을 일으키기도 한다.

이 요통 중에서도 가장 많은 것은 요통증(腰痛症)이라는 타입이다.

요통증이란 한 마디로 말하자면 원인불명, 뢴트겐 촬영을 해도 이상이 없고 내장 등의 다른 원인도 없는데 허리가 아픈 타입의 요통이다.

어중간한 자세로 작업하는 사람이나 장시간 앉아 일을 하는 사람에게 많고, 근육 피로가 겹쳐 일어난다고 생각되고 있다. 같은 자세로 등뼈의 근육이 긴장되는 자세를 장시간 계속 취하면 근육이 단단해지고 울혈을 일으키는 것이다. 생활 습관이 원인이므로 그것을 고치지 않는 한 몇 번이나 재발된다.

자세를 좋게 하고, 매일매일 체조를 하는 것이 요통증 치료와 예방에 가장 중요하다. 체조는 근육 결림을 풀어 혈액순환을 좋게 하는 동시에 근육을 강화하고 재발 방지에 효과가 있다. 또한 근육 피로는 목욕을 할 때 등에 환부를 따뜻하게 하고 마사지, 지압 등을 해도 좋아진다.

안정이 필요한
'삐걱한 허리'

요통증이 근육의 만성피로인데 비해 급성 통증을 일으키는 것이 허리가 삐걱하는 것이다. 무거운 짐을 들 때나 갑자기 일어날 때 등 갑자기 동작을 행한 것이 계기가 되어 허리에 격통(激痛)이 가해진다. 그렇다고는 해도 뢴트겐을 보면 뼈엔 이상이 없는데, 전문적으로는 '돌발성 요통증'이라고 불리우고 있다.

삐걱한 허리는, 알기 쉽게 말하자면 허리의 염좌(捻挫) 같은 것으로 통증의 원인은 몇 가지 생각할 수 있다.

하나는 등뼈 뒤쪽에서 추골과 추골을 연결하는 소관절(小關節)이 빗겨져 그 사이에 관절을 덮는 관절포(關節包) 등이 끼어 통증을 일으키는 경우이다.

또 추간판에 작은 상처가 생기거나 등뼈를 잇는 인대가 염좌와 같이 무리를 해도 심한 통증을 일으킨다. 또는 근육이 이탈 상태로 당겨지는 경우도 생각할 수 있다.

그러나 모든 경우, 통증이 심한 편 치고는 고치기 쉬운 병이다.

2~3일 간 안정을 취하면 통증이 사라진다.

단, 재발을 되풀이하면 추간판 헤르니아가 되는 일도 있으므로 평소에 근육을 단련하고 갑자기 무거운 것을 들지 않도록 하는 등 일상 동작에 주의한다.

2 통증의 원인과 그 대책

좌골신경통(坐骨神經痛)

**허리에서부터 발까지
통증이 영향을 미친다**

통증이 허리에 머무르지 않고 넓적다리나 장딴지, 발바닥 등 발에까지 미치는 것을 속칭 '좌골신경통(坐骨神經痛)'이라 부르고 있다.

좌골신경은 요추에서 선골(仙骨)까지의 각 추골 사이(추간공 ; 椎間孔)에서 나오는 신경이 모여 형성되는 인체 최대의 신경 다발로 허리에서 둔부(臀部)를 지나 하지(下肢)까지 지배하고 있다.

좌골신경통은 이 추간공에서 나오는 신경 근원의 압박이나 염증 등에서 일어나는 신경통이나 증상은 어느 신경이 어느 정도의 장해를 받느냐에 따라 다르고, 둔한 통증이 계속되면 허리가 뻐걱한 것처럼 격렬한 통증이 일어나기도 하며, 발이 저리거나 반사 저하를 동반하는 경우도 있다.

허리 신경은 그림과 같이 각각 지배하는 영역이 정해져 있으므로 반대로 증상이 나타나고 있는 부위에서 어느 신경이 장해를 받고 있는지를 알 수 있다. 또한

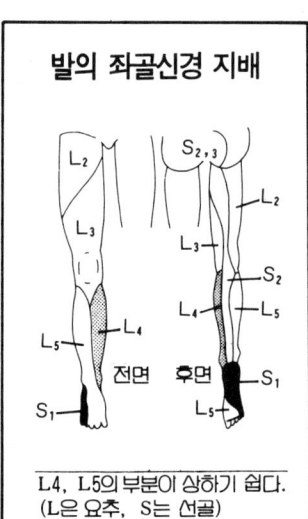

발의 좌골신경 지배

L4, L5의 부분이 상하기 쉽다.
(L은 요추, S는 선골)

좌골신경통인가 어떤가는 간단한 테스트로 확인할 수 있다. 누워서 무릎을 뻗은 채 위로 들면 통증이 심해지기도 하고 70도까지 들 수 없으면 좌골신경통이다.

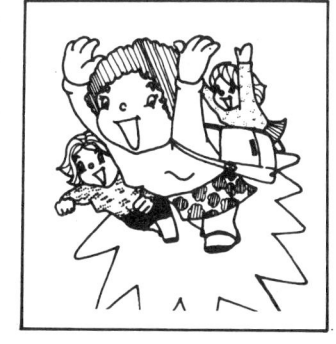

90% 이상은 수술을 하지 않아도 된다

좌골신경통은 당뇨병이나 변형성 요추증(變形性腰椎症), 척추분리증(脊椎分離症), 드물게는 종양(腫瘍)에서도 일어나는 경우가 있으나 가장 많은 것은 추간판 헤르니아이다.

추간판은 둥근 젤라틴상(狀)의 수핵(髓核)을 중심으로 그 주위를 선유윤(線維輪)이라는 튼튼한 조직이 감싸고 있다. 그러나 빠르게도 20대가 되면 탄력이 풍부한 추간판도 점차로 수분을 잃어 쇠약해진다. 이 즈음부터 선유윤에 금이 가는 등 수핵이 압력으로 삐져나오는 것이다.

추골(椎骨)의 전방은 강한 인대로 지탱되고 있으므로 수핵이 삐져나오는 것은 추골 후방이 많고, 그것도 좌우 어느 쪽으로 편중되는 것이 대부분이다. 이 삐져나온 수핵이 좌골신경의 근원을 압박하기 때문에 일어나는 것이 좌골신경통으로, 통증이 심한 것이 특징이다.

이런 헤르니아는 요추 중에서도 가장 움직임이 심한 4번과 5번, 5번과 선골(仙骨) 사이에 있는 추간판에 집중되어 일어난다.

헤르니아(hernia)라고 하면 곧 수술을 생각하는 사람이 많은 것 같은데, 그 90% 이상은 수술하지 않고 치료할 수 있다.

3 통증의 원인과 그 대책

그밖의 요통

스포츠 소년이었던 사람에게 많은 '척추분리증(脊椎分離症)'

척추분리증(脊椎分離症)은 간단하게 말하면 척수의 관절 일부가 일종의 골절을 일으켜 분리된 상태를 말한다.

뢴트겐으로도 추골 뒤쪽에 있는 상관절 돌기와 하관절돌기 사이가 끊겨 있는 듯이 보인다. 옛날에는 이 끊긴 곳이 선천적인 이상(異常)이라고 생각되었으나 현재는 스트레스가 겹쳐 피로골절을 일으킨 것이라는 것이 유력하다. 특히 성장기에 심한 스포츠를 한 사람에게 많아 10대부터 통증이 나타난다.

그러나 분리증이라도 반드시 통증을 일으킨다고는 할 수 없다.

좀더 분리된 부분이 전방으로 미끌어져 나간 경우를 '척추 미끌어짐증' 이라고 한다. 증상은 무겁고 괴로운 통증이 시작되며, 심해지면 발의 부종이나 저림, 좌골신경통을 동반하는 경우도 있

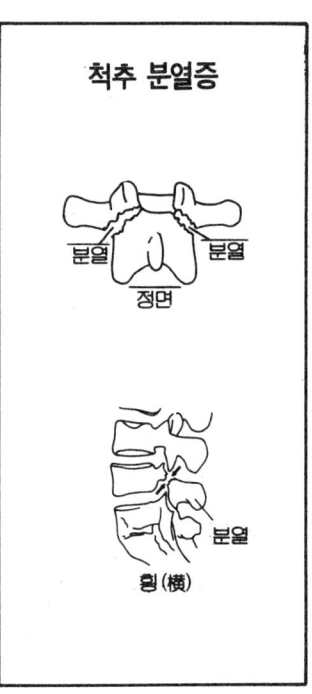

척추 분열증

다.

갑자기 일어난 경우는 안정, 만성화된 경우는 운동 요법이나 수술이 실시된다.

노화에 의해 일어나는 '변형성 요추증'

아침에 일어났을 때 허리가 아프다, 걸음을 잘 떼어놓지 못하겠다라는 증상으로 시작된다.

이것은 주로 추간판의 노화 때문에 일어나는 증상이다. 추간판은 노화와 함께 탄력을 잃고 드디어 등뼈에 걸리는 압력 때문에 찌부러져 간다. 이에 자극받아 추체(椎體) 주위에는 뼈의 증식이 일어나 작은 뼈와 같은 것이 골자(骨棘) 형성된다.

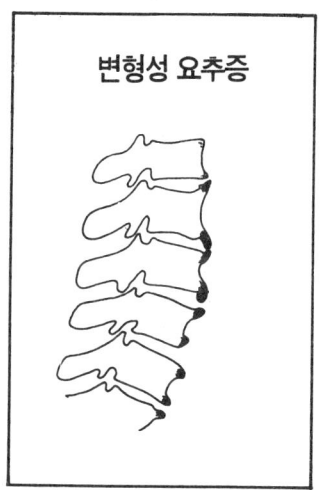

변형성 요추증

그러나 이런 뼈의 변형 강도와 통증 정도는 그다지 관계가 없다. 변형 그 자체는 통증을 일으키지 않기 때문이

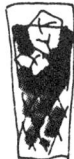

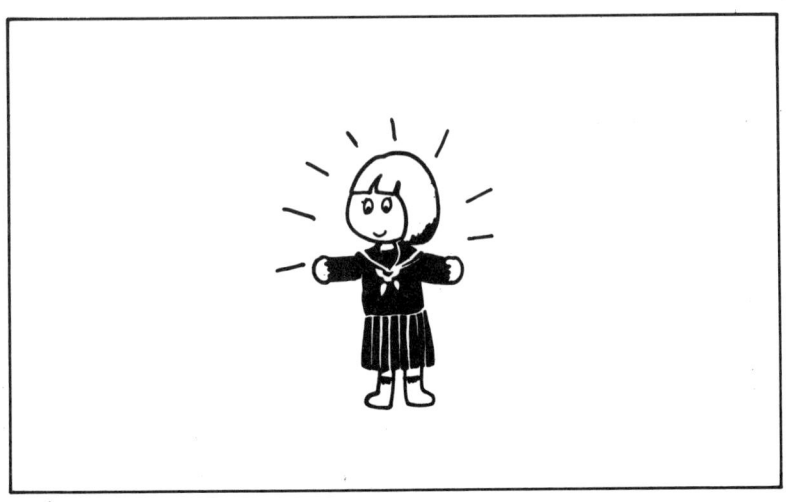

다.

 또 쇠약해진 등뼈를 지탱하는 근육이 피로하여 만성적인 요통이나 삐걱하는 허리 사고를 일으킨다. 근육쪽도 노화에 의해 쇠약해지고 단단해지므로 이중으로 부담이 커지는 것이다.

 근육 결림을 해소하기 위해 목욕이나 체조를 하면 통증도 완화된다.

걸으면 발이 아픈 '척추관 협착증(脊椎管狹窄症)'

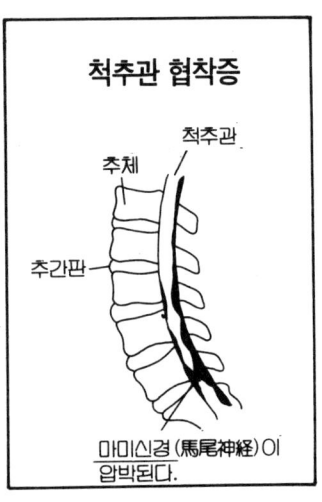

 등뼈 뒤쪽에는 신경을 통하는 굵은 파이프(척추관)가 있다. 이 척추관이 이상하게 좁아져 신경을 압박하는 것이 척추관 협착증(脊椎管狹窄症)이다.

 증상은 요통, 다리의 통증이나 저림 등인데 특징적인 것은 간헐성 파행(間歇性跛行)이라는 독특한 걸음걸이를 만드는 것이다. 한참 걸으면 발이 저리거나 통증 때문에 걸을 수 없게 되는데, 허리를 둥글게 하고 잠시 쉬면 편해져 또 걸을 수 있게 된다.

원인은 선천적인 것과 척추 미끌어짐증, 변형성 요추증 등 허리 병이다. 하고(下股)의 혈관이 원인인 경우도 생각할 수 있다.

통증은 허리를 둥글게 하여 척추관을 넓히면 부드러워진다. 통증이 심한 경우는 콜셋이나 수술도 한다.

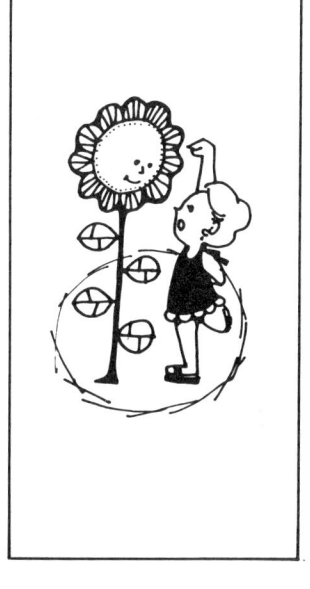

뼈의 노화로 허리가 굽는 '골조송증(骨粗鬆症)'

폐경 후의 여성에게 특히 많은 것이 노화나 호르몬 분비 변화에 동반되어 일어나는 골조송증(骨粗鬆症)이다. 여성 호르몬인 에스트로겐은 뼈의 칼슘이 혈액 속에 녹아 들어가는 것을 억제하는 작용을 갖고 있으나 폐경 후에는 이 에스트로겐이 부족하기 때문에 뼈에서 칼슘이 줄어 들어간다.

이렇게 되면 뼈의 강도가 현저하게 떨어지게 되어 넘어지거나 부딪치는 정도로도 추골(椎骨)이 간단히 부러진 부위에 따라 요통이나 흉통 등 통증을 일으킨다. 더욱 약해지면 허리가 굽는다.

치료로는 콜셋 등으로 뼈의 안정을 유지하는 것과 함께 단백질과 칼슘을 충분히 섭취하는 것이 중요하다.

내장의 병으로 일어나는 '요통'

내장의 병이 원인이 되어 요통이 일어나는 경우도 적지 않다.
내장에서 오는 요통은 안정 때도 아픈 것이 특징 중에 하나이다.

신장(腎臟)과 요통

묵직한 요통과 함께 뇨가 잘 나오지 않고 배뇨시에 통증이 있으면 방광염(膀胱炎)이나 신우염(腎盂炎)을 의심한다.

결석(結石)과 요통

신우 결석이나 뇨로(尿路)결석은 혈뇨(血尿)와 허리 한쪽의 격통을 동반하는 것이 특징이다. 통증은 식은 땀을 흘릴 정도로 심하여 진정제 등으로 우선 통증을 가라 앉힌 뒤 치료로 들어간다.

간장병(肝臟病)과 요통

만성 간염은 초기에는 분명한 증상 없이 진행되지만 등에서 허리에 걸쳐 근육이 단단해지고 둔한 통증을 일으킨다.

부인병과 요통

자궁이나 난소(卵巢), 난관(卵管) 등의 병도 허리에 관련통(關連痛)을 일으킨다. 임신중에는 허리가 젖혀지기 때문에 요통이 일어나기 쉬운 것이다.

이외에 위장병, 특히 위염(胃炎) 때문에 요통을 일으키는 예도 적지 않다.

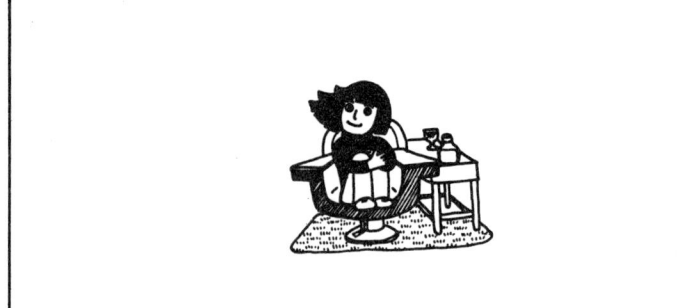

 허리, 무릎, 발의 통증을 완치시키기 위한 이론편

무릎 통증은 왜 일어나는가

무릎이 아프면 노화로 치닫는다

정형 외과를 방문하는 환자들이 호소하는 것 중에 요통과 나란히 매우 많은 것이 '무릎'에 관한 트러블이다. 한 의과대학 정형외과가 행한 외래환자 천명 조사에서 무릎 통증을 호소하는 환자는 허리의 22.9% 다음에 이어 17%에나 달하고 있다.

증상의 내역을 보면 통증이 80% 이상으로 대부분을 차지하고 있고, 그외 무릎에 물이 생겼다, 변형되거나 무릎이 덜컥덜컥한다 라는 호소도 볼 수 있다.

이런 통계는 각 병원이 어떤 지역환경(농촌이냐 도시이냐, 또는 스포츠를 하는 학생이 많으냐는 등)에 따라 다르지만 어느 병원에서나 무릎 고장이 많은 것은 분명하다.

어깨 결림이나 요통에 비하면 무릎 장해는 특별한 경우인 것처럼 생각되지만 실제로는 매우 많은 사람이 고생하고 있는 것이다.

무릎 장해의 성가심은 통증 때문에 걸을 수 없을 정도가 되는 등 일상동작이 현저하게 부자유스러워진다는 것이다.

나이가 먹으면 무릎이 아파 집에만 있게 된다. 그 때문에 몸의

계단 오르내릴 때의 무릎 움직임

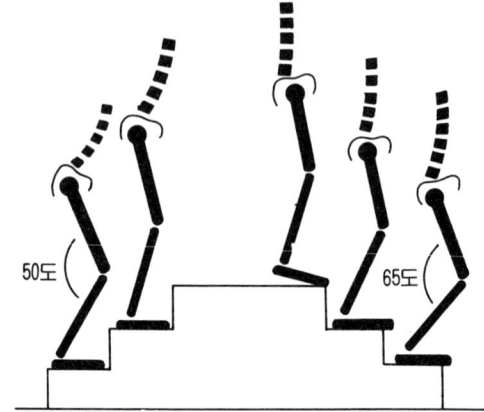

계단을 오를 때 무릎은 평균 50도, 내릴 때는 평균 65도 구부러지고, 체중의 약 7배의 압력이 가해진다.

슬관절의 움직임 (굴곡운동)

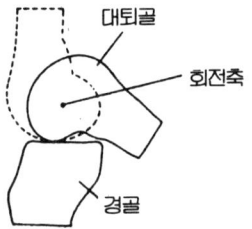

그대로 회전해서는 약 70도로 탈곡된다.

대퇴골
회전축
경골

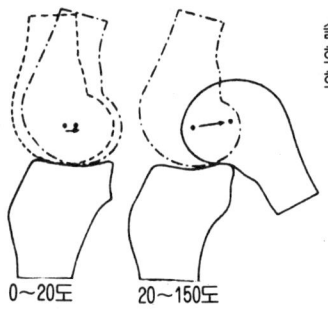

슬관절은 회전축을 이용시키면서 회전한다.

0~20도   20~150도

노화나 뇌의 노화에 박차가 가해질 위험이 없는 것도 아니다.

우리와 같이 옛날부터 정좌를 하여 깊이 구부리는 생활 습관이 익숙한 민족에게 있어서 무릎 장해가 미치는 장해는 심각하다.

무릎에 트러블이 일어나기 쉬운 것은 도대체 무슨 이유에서일까.

무릎 만큼 복잡하고 델리케이트한 관절은 없다

결론부터 말하자면, 무릎에 원래 장해를 일으키기 쉬운 약점이 있기 때문이다.

우선 인간은 두 발로 걷고 있기 때문에 무릎에 허리와 마찬가지로 무리한 힘이 가해진다.

단순히 생각해도 인간이 네 발 보행에서 두 발 보행으로 진화한 단계에서 두 손의 좌우 도움 대신에 두 배의 짐이 발에 가해지게

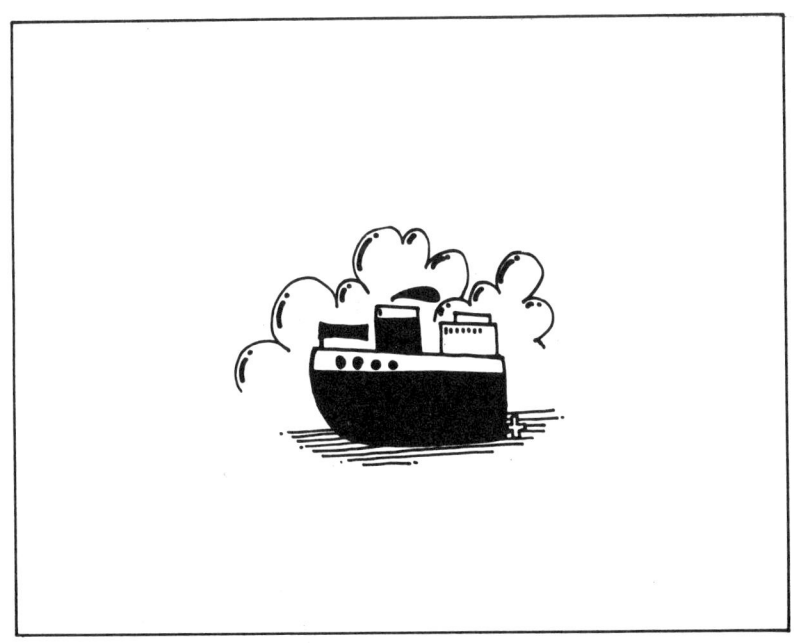

된 것이다. 실제로 그 정도는 훨씬 커 평지를 걸을 때만 하더라도 체중의 약 4배, 계단을 오르 내릴 때는 실로 많아 체중의 7배나 되는 압력이 무릎에 가해진다.

게다가 무릎은 굴신(屈伸) 뿐만이 아니고 비트는 운동이나 반대로 이들 운동을 제한하는 작용도 하고 있다.

달리고 있다가 중간에 정지할 때, 무릎은 스톱퍼 역할을 해야 하는 것이다.

또한 움직임도 교묘하다. 극히 대략적으로 말하자면 발을 구부릴 때는 대퇴골(大腿骨)과 경골(脛骨)이 각도를 만드는데, 그대로 회전해버리면 약 70도로 탈구(脫臼)되어 버린다. 그러나 우리들의 발은 정좌할 수 있다는 것으로도 알 수 있듯이 보통은 135도에서 150도 정도까지 깊이 구부릴 수가 있다.

이것은 그림과 같이 20도까지는 경첩처럼 회전하고, 그 뒤는 조금씩 뼈가 어긋나 미끌어지면서 즉, 축을 바꾸면서 회전하고 있기 때문이다. 90도로 굴곡한 시점에서 경골은 또 30~40도의 범위로 회전 즉, 꼬듯이 되는 것이다.

이와 같이 무릎 관절은 몸 중에서 가장 복잡한 작용을 하고 있기 때문에 가장 델리케이트한 구조로 되어 있다. 이 복잡한 움직임을 무거운 체중을 지탱하면서 행하므로 평소부터 무릎에는 매우 큰 부담이 가해지고 있다.

게다가 고관절(股關節) 등이 굵은 근육으로 보호되어 있는 데 비해 슬관절(膝關節)은 강력한 인대로 연결되어 있고 바깥쪽을 덮은 듯이 근육은 극히 적다. 때문에 항상 바깥에서부터의 힘 때문에 상해(傷害)를 받기 쉬운 상태에 있는 것이다.

본래 이 정도의 약점이 있기 때문에 스포츠를 지나치게 하여 무릎을 혹사시키거나, 노화에 의해 근력이 쇠약해지거나 연골이 마멸(磨滅)되면 무릎에 장해가 일어나는 것은 당연하다.

허리, 무릎, 발의 통증을 완치시키기 위한 이론편

통증을 일으키는 부위와 메카니즘

무릎을 구성하는 4개의 뼈 조직

어째서 무릎의 통증이 일어나는 것인가. 그 원인을 좀더 상세하게 살펴보기 위해 무릎은 어떤 조직으로 되어 있는가에 대해 이야기해 보겠다.

무릎의 관절은 대퇴골(大腿骨), 경골(脛骨), 비골(腓骨), 슬개골(膝蓋骨)이라는 4개의 뼈로 구성되어 있다. 이중 비골은 직접 무릎의 굴신에는 관계하고 있지 않고 넓적다리를 달리는 대퇴골 하단과 경골 상부 그리고 속칭 무릎 뚜껑이라고 하는 슬개골이 슬관절(膝關節)의 중심이 된다. 무릎을 움직이고 있는 것과 체중을 지탱하고 있는 것은 이 3개의 뼈로 만들어지는 관절이다.

그러나 관절면에서는 뼈와 뼈가 직접 접해 있는 것이 아니라 뼈의 표면을 두께 3~5mm의 연골(軟骨)이 덮고 있다. 이 연골은 탄력이 풍부한 조직으로, 관절의 미끄러짐을 좋게 하는 동시에 짐이나 운동에 대해 관절에 가할 충격을 흡수하는 쿠션 역할을 하고 있다.

그런데 이 연골에는 혈액도 통과하지 않고 림프액도 통과하지 않는다. 관절 주위는 관절포(關節包)라는 자루로 감싸여 있고, 그 속에는 관절액이 차 있다. 연골은 바로 스폰지처럼 관절 작용으로 압박되는 것을 이용하여 노폐물을 관절액(關節液) 안으로 밀어내고 원래로 되돌아가는 탄력을 이용하여 영양소를 받아들이고 있는 것이다.

그러나 나이와 함께 연골도 점차로 노화되어 간다. 이렇게 노화되면 연골은 단단해지며 탄력성이 결여된다. 그 때문에 관절에 변형이나 염증(炎症)이 일어나고 통증을 낳는 것이 변형성 슬관절증(變形性膝關節症)이다.

무릎의 뚜껑은 발을 구부렸다 폈다 하는데 빼놓을 수 없는 것이다

한편 슬관절은 이제까지 그 작용이 잘 알려져 있지 않았었다. 그때문에 병에 걸리면 안이하게 적출(摘出)된 경우도 있었으나 현재는 무릎을 누를 때 중요한 역할을 한다는 것을 알았다.

슬개골은 표면이 凸형으로 불룩하고 안쪽 즉, 관절면(關節面)은 평탄하게 연골로 덮혀 있다. 위쪽은 대퇴사두근(大腿四頭筋)에 부착

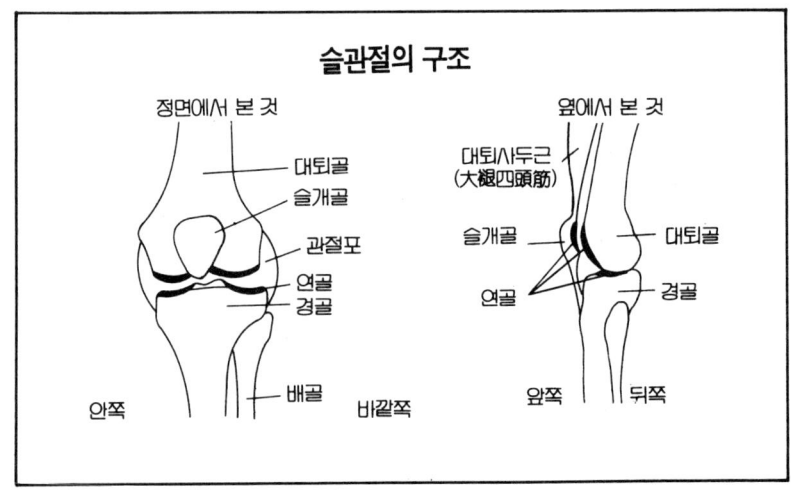

슬관절의 구조

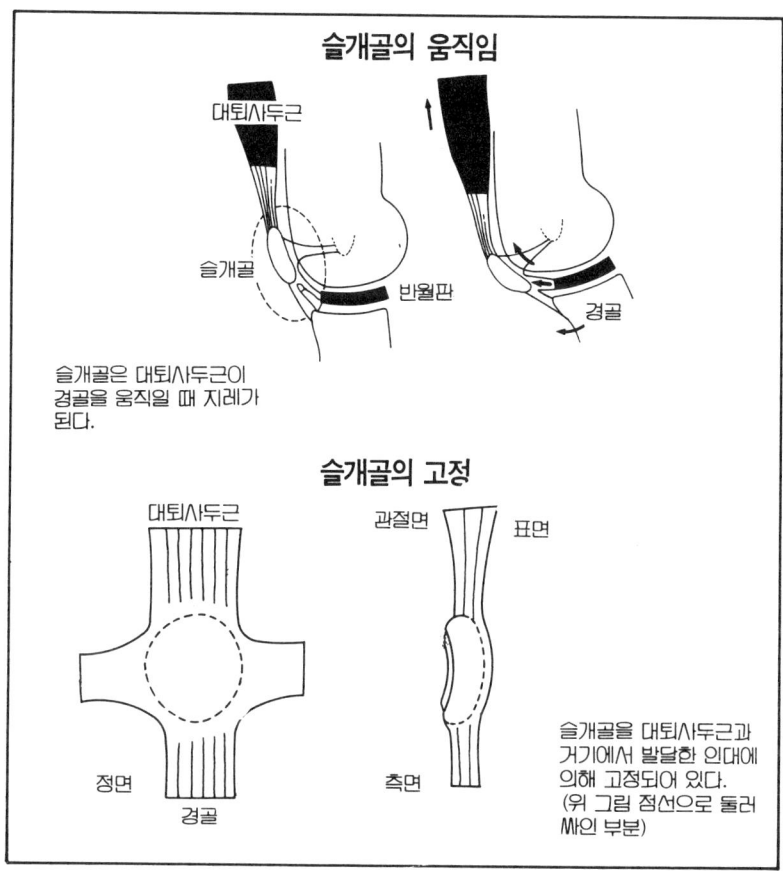

되고, 아래와 좌우는 대퇴사두근에서 뻗은 3개의 인대에 의해 관절에 고정되어 있다. 대퇴사두근에 의해 딱 T자형으로 고정되어 있는 것이다.

조금 이야기가 길어지지만, 이 슬개골이 어떻게 움직이는지 잠시 들어보기 바란다.

그림과 같이 슬개골은 대퇴부 위에 위치하고 있다. 그러므로 이 면을 특히 슬개대퇴관절(膝蓋大腿關節)이라고도 부른다. 대퇴골의 면에는 얕은 도랑이 있고 이 도랑을 따라 슬개골이 이동하는 것이다. 발을 구부렸을 때는 대퇴골의 아랫면(경골과 마주보는 면)이 측면을 향하므로 슬개골은 대퇴를 아랫면과 서로 마주보고 있다.

한편 발을 뻗었을 때는 대퇴부 전면에 있는 대퇴사두근이 수축되어 경골을 당겨 발을 똑바로 뻗게 한다.

이때, 슬개골은 대퇴골의 미끌어짐을 좋게 하는 동시에 대퇴사두근은 경골을 당기는 역할을 하고 있다.

만일 슬개골이 있으면 대퇴사두근은 경골을 잡아당기기 위해 지금보다 30%나 많은 여분의 힘을 내야 할 것이라고조차 생각되고 있다.

이 슬개골은 발을 구부렸다 폈다 할 때는 대퇴골에 강하게 밀어붙여지는 꼴이 된다. 그런 만큼 슬개골 전체에 힘이 균일하게 가해지지 않으면 연골 부분이 상해버린다.

최근 젊은 사람 사이에 무릎 통증이 늘어나고 있는 것은 스포츠 등으로 무릎을 혹사시키거나 반대로 발을 사용하지 않아 연골의 대사(영양소를 호흡하고 노폐물을 배출하는 작용)가 악화되고 슬개골

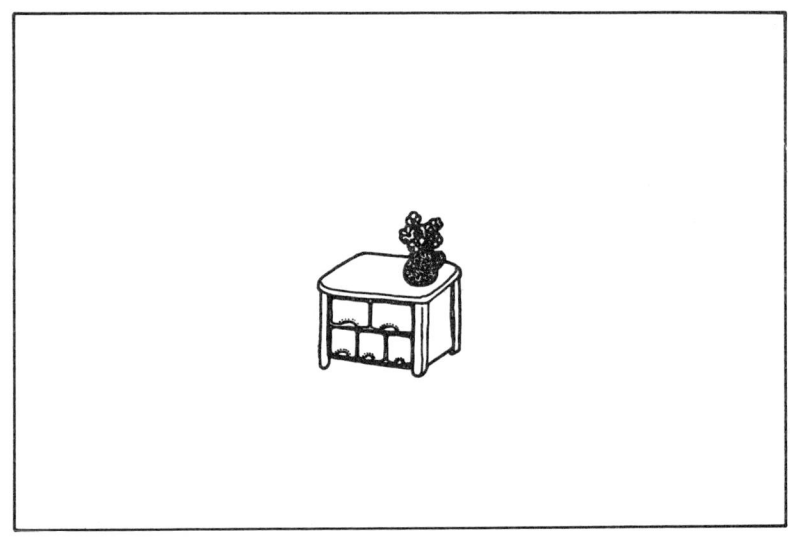

특히 연골 부분이 손상되기 쉽기 때문이라고 생각되고 있다.

쿠션 역할을 하는
연골(軟骨)과 반월판(半月板)

방금 전에 관절에는 뼈를 코팅하고 있는 연골이 쿠션 역할을 하고 있다는 이야기를 했다.

대퇴골과 경골이 상대하는 면을 보면 경골 쪽에는 2개의 둥근 오목한 것이 옆으로 나란히 있고, 반대로 대퇴골 쪽에는 2개의 융기면(隆起面)이 있다. 이 2개의 오목 볼록한 것(凹凸)이 관절면을 구성하고 있는 것이다.

그러나 만일 이 2개의 뼈가 직접 마주보고 회전 운동을 하거나 하면 회전을 따라 2개의 뼈 접점부(接点部)만 강한 압력이 가해진다는 것을 생각할 수 있다. 모양은 다르지만 스푼 등을 테이블 위에 둔 것처럼 1곳의 접점에 강한 압력이 가해진다고 생각하면 좋을 것이다.

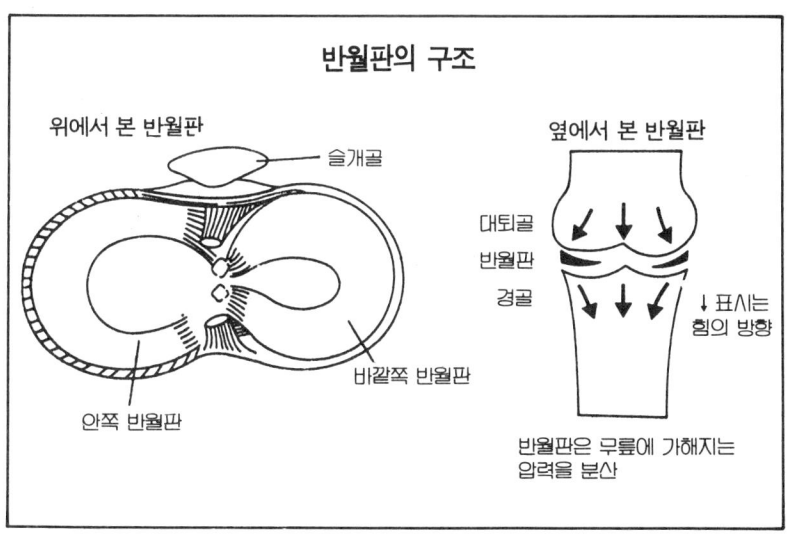

이래서는 아무리 연골로 덮혀 있다 해도 압력 때문에 뼈를 충분히 보호할 수가 없다.

그러므로 관절면에 가해지는 압력을 분산하여 쇼크를 완화시키기 위해 준비하고 있는 것이 반월판(半月板)이라는 연골이다.

반월판은 알파벳의 C자를 서로 마주댄 듯한 모양을 하고 있고 2개의 C자는 인대로 강하게 연결되어 있다. 옆에서 보면 바깥쪽이 두껍고 안쪽을 향해 얇아지는 모양을 하고 있다.

이 반월판이 대퇴골과 경골 2군데의 관절면 틈에 딱 끼어 관절에 가해지는 압력을 분산하는 것과 함께 충격을 완화시키는 쿠션 역할을 하고 있는 것이다.

또 반월판은 관절의 미끄러짐을 좋게 하는 작용도 갖고 있다.

이 반월판은 약간이지만 무릎 굴신이나 꼬임에 따라 움직인다. 이 움직임이 부자연스럽거나 무리가 가해지면 때때로 단열(斷裂) 등의 손상을 일으키는 경우도 있다. 그렇게 되면 반월판은 다른 연골과 마찬가지로 거의 혈관이나 신경과 연결되지 않기 때문에 (전체의 1/3~1/4) 영양 상태가 나빠지고 두번 다시 원래대로의 회복이 불가능해진다.

관절을 단단히 잇는 2개의 인대

이상과 같은 복잡한 구조를 가진 슬관절도 다만 이것만으로는 나무를 그저 쌓아둔 것과 같아 전혀 안전성이 없다.

이 하나하나의 부품을 단단히 이어 관절로 고정시키고 있는 것이 인대이다.

대강 말하자면 전후 방향의 안전성을 유지하는 것이 십자 인대(十字靭帶)이고 좌우, 횡방향의 안전성을 유지하는 것이 측부인대(側副靭帶)이다.

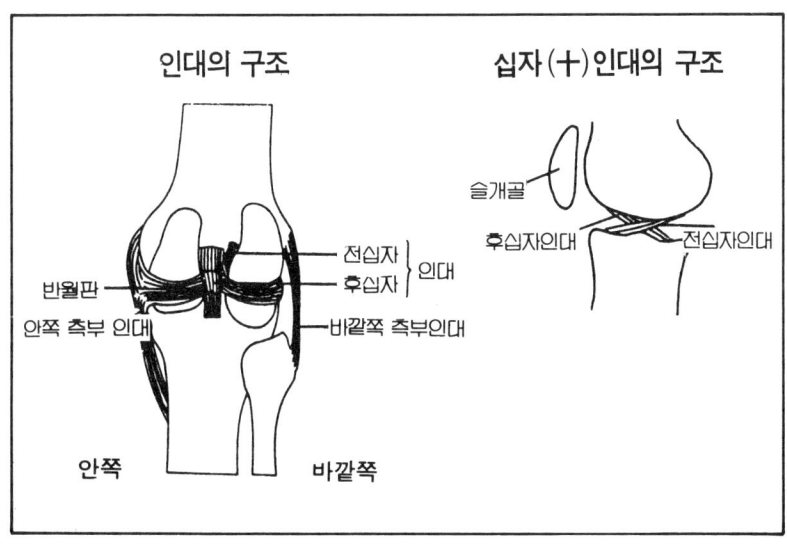

인대는 관절을 안정시키는 것과 함께 근육과 협력하여 관절을 움직이는 데에도 중요한 작용을 하고 있다.

십자 인대

이름 그대로 대퇴골과 경골 사이를 십자로 달리는 인대이다. 경골의 전면에서 대퇴골 후면으로 달리는 쪽을 전십자인대(前十字靭帶)라고 부르며, 무릎이 뻗은 상태를 안정시키고 무릎이 굽는 방향과는 반대로 젖혀지지 않도록 고정하고 있다.

한편 경골 후면에서 대퇴골 전면으로 달리는 것이 후십자인대(後十字靭帶)로, 이쪽은 대퇴골이 굴곡 때 전방으로 어긋나는 것을 막아 주고 있다.

측부인대

관절 안쪽과 바깥쪽, 대퇴골과 경골을 서로 잇는 인대이다. 슬관절의 횡방향의 안정성을 유지하는 동시에 반월판도 고정되어 무릎의 작용을 조절하고 있다.

염좌(捻挫)는 과도한 신전(伸展)에 의해 이상과 같은 인대에 장해가 일어난 상태이다.

무릎을 구부리는 근육, 펴는 근육

슬관절을 움직이는 중심은 무릎 주위에 있는 근육이다. 그 근육에는 간단히 말해 무릎을 펴는 근육군과 무릎을 구부리는 근육군이 있다.

무릎을 펴는 근육

넓적다리 전면을 구성하는 4개의 근육[대퇴직근(大腿直筋), 외측광근(外側廣筋), 중간광근(中間廣筋), 내측광근(內側廣筋)]을 대퇴사두근이라고 총칭한다. 대퇴사두근은 고관절 가까이에서 시작하여 슬개골을 감싸고 경골 윗면에 부착된다. 경골을 전방으로 당겨 발을 펴는 근육이다.

무릎을 구부리는 근육

넓적다리 안쪽에 있는 근육군으로 안쪽 근육과 바깥쪽 근육으로 나뉘어 있다.

안쪽 근육은 무릎을 구부리는 동시에 무릎에서부터 아래 부분(하퇴 ; 下腿)을 안쪽으로 꼬는 작용을 한다. 한편 바깥쪽 근육은 대퇴이두근이라고 불리고, 무릎을 굴신시키는 작용과 바깥쪽으로 하퇴를 꼬는 작용을 하고 있다.

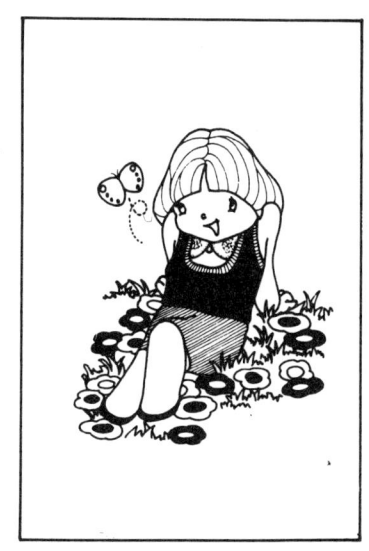

비복근

장딴지의 근육으로, 대퇴골의 슬관절부에서 시작하여 아래는 아킬레스건이 되어 뒤꿈치와 연결된다.

이 근육은 주로 발목을 아래로 구부리는 근육인데, 체중이 무릎에 실려 있지 않을 때 등은 무릎을 구부리도록 작용한다.

또 체중을 실고 서 있을 때는 대퇴골의 하부와 경골 상부를 뒤쪽으로 당기고, 발을 단단히 펴는 작용을 한다.

비복근과 그 안쪽에 있는 근육을 합쳐 하퇴삼두근(下腿三頭筋)이라 총칭한다.

이상의 근육은 무릎을 안정시켜 정상적으로 움직이게 하는 작용을 하고 있다. 그러므로 이들 근육이 쇠약해지면 슬관절의 동요가 커지고, 부자연스러운 움직임이나 특정 부위에 가해지는 압력이 증가하여 관절을 아프게 하는 원인이 된다.

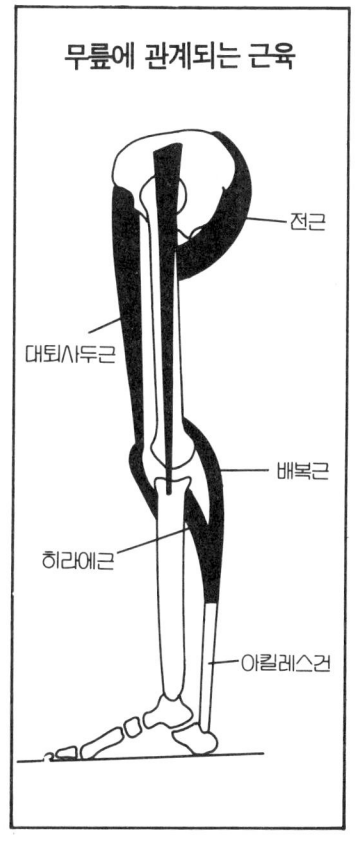

무릎병을 예방하기 위해서나 또한 치료를 위해서 발의 근육 강화를 빼놓을 수 없다는 것은 그 때문이다.

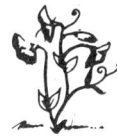

1 통증을 가져오는 병과 그 대책

변형성 슬관절증

**대부분은
노화가 원인**

무릎 통증을 가져오는 원인으로써 가장 많은 것이 '변형성 슬관절증(變形性膝關節症)'이다.

중고령이 되면 무릎이 아픈데, 그 대부분이 변형성 슬관절증이다.

변형성 슬관절증은 문자 그대로 슬관절의 변형이 원인이 되어 통증을 일으킨다. 통증은 특히 계단을 오르내릴 때 심하고, 걷기 시작하거나 오래 걸은 뒤에 통증이 심한 것이 특징이다.

통증 이외에도 무릎에 물이 고여 가벼운 열을 동반하기도 하고 무릎을 구부리기 어려워지기도 한다.

슬관절의 변형은 젊어서 걸린 골절이나 염좌가 원인이 되어 일어나는 경우도 있으나 대다수는 노화에 의해 나타나는 것이 현상이다. 중고년에 변형성 슬관절증이 나타나는 확률이 높은 것 역시 노화와 뗄래야 뗄 수 없는 현상이기 때문이다.

그럼 어째서 노화에 의해 무릎 변형이 일어나는 것인가 그 원인을 생각해 보자.

이제까지 이야기해 왔듯이 무릎은 ① 체중을 지탱한다. ② 복잡한 움직임을 보인다, 라는 2가지 짐이 누르고 있다. 그래도 젊었을 때는 무릎을 지탱하는 근육이 강하고 슬관절 자체가 연골이나 반월판의

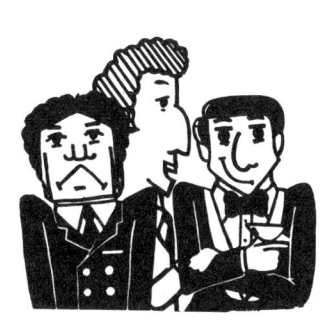

 탄력으로 압력을 경감시키기 때문에 그런 부담도 허용 범위내에 든다. 그러나 나이가 듬에 따라 근육은 물론이고 관절의 뼈를 감싸는 연골이나 관절포 등 연부조직(軟部組織)이 쇠약해진다.

 그중에서도 관절 변형에 직접적인 영향을 미치는 것이 연골의 쇠약이다.

 연골은 본래 탄력이 풍부한 조직으로 뼈의 관절면을 3~4mm 두께로 덮고 관절의 매끄러움을 좋게 하는 동시에 관절에 가하는 충격을 흡수하는 쿠션의 역할을 하고 있다.

 그런데 일단 노화가 진행되면 연골에서 수분이 빠지고 점차 탄력이 없어진다. 관절경(關節鏡)으로 보면 연골이 색도 변하고 표면도 거칠어진 것을 잘 알 수 있다. 그러면 무릎의 움직임이 나빠지는 것은 물론이고 탄력을 잃은 연골에는 강한 압력이 가해지게 된다.

 이제까지 딱딱한 뼈 사이에서 고무처럼 자재(自在)로 신축되어 있던 것이 갑자기 경석(輕石)처럼 변화되기 때문에 무릎에 가해지는 충격이 그대로 연골에 가해져 압력이 큰 부분이 없어져 버린다. 그리고 마침내 강한 압력이 걸리는 부분에 연골이 덮고 있던 뼈가 노출되어 버린다.

변형해도 통증을 느끼지 않는 사람도 있다

이상이 변형의 시작인데, 대부분의 경우, 연골의 마모(摩耗)를 계기로 관절의 변형은 더욱 진행되어 간다.

연골 다음에는 노출된 뼈가 점차 깎이고 관절 뼈가 맞물려 있던 것이 점차 흐뜨러져 관절에 부자연스러운 힘이 가해지고 뼈의 변형을 촉진시킨다. 이렇게 하여 뼈의 마모→변형→마모라는 악순환이 반복되어 관절은 점점 변형의 도가 강해지는 것이다.

한편으로는 깎인 뼈의 영향으로 뼈 주위 부분에 이상한 뼈 증식(增殖)이 일어나 가시 같은 돌기(골자)가 생긴다. 또 변형 도중에

변형성 슬관절증의 진행

정상 관절
a. 뼈
b. 관절연골(關節軟骨)
c. 관절포
d. 활막(滑膜)
e. 관절액(關節液)

초기의 변형성 슬관절증
a. 연골하골 경화
b. 관절 연골의 마모(摩耗)
d. 활막염증
f. 골록제(骨緣提) 형성

변형된 변형성 슬관절증
a. 연골하골의 마모 변형, 경화
d. 활막염증, 비만
e. 관절액 증대(수증:水症)
g. 골극(骨棘) 형성
h. 관절서(유리체)

벗겨진 연골이 관절 사이에 끼어 무릎 움직임을 방해하기도 한다.

이런 슬관절의 변형은 특히 무릎 안쪽에 일어나기 쉬워 O자형 다리를 조장하는 경향을 볼 수 있다. 나중에 상세하게 이야기할 것이지만, O자형 다리는 무릎 안쪽에 중심이 걸리고 그것이 슬관절의 안쪽 뼈를 마모시켜 더욱 O자형 다리를 악화시킨다는 악순환 때문이라고 생각된다.

그런데 이런 슬관절의 변형이 일어나면 반드시 무릎 장해를 일으키느냐 하면 반드시 그렇지는 않다. 일설에 의하면 연골의 내용연수(耐用年數)는 50년이라고 하며 나이를 먹으면 그 정도의 차이는 있으나 대부분의 사람에게 변형이 일어난다. 그것이 전부 통증으로 연결되는 것은 아니다. 실제로 뢴트겐에는 변형성 슬관절증의 징조가 나타나는데도 본인은 전혀 자각하지 못하고 있는 예가 드물지 않은 것이다.

변형이 있는데 어째서 아픈 사람과 아프지 않은 사람이 있는가 하는 이유는 지금 당장 충분히 해명되어 있지는 않다. 그러나 통증 자체는 다음과 같은 메카니즘으로 일어난다는 것을 알 수 있다.

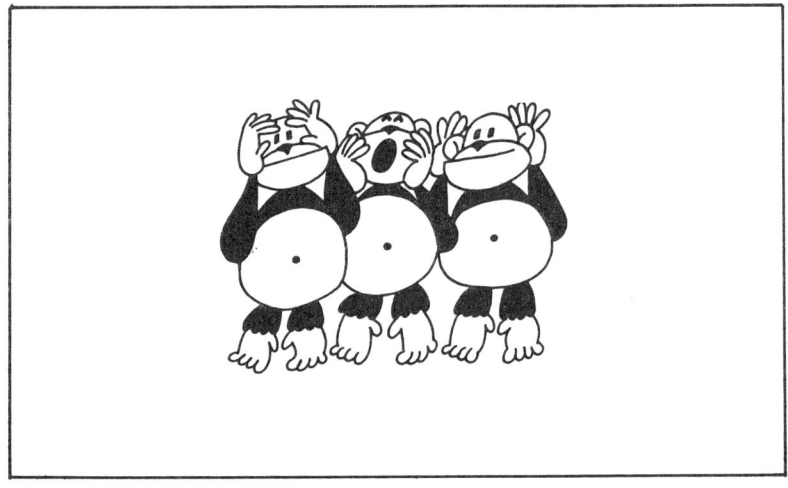

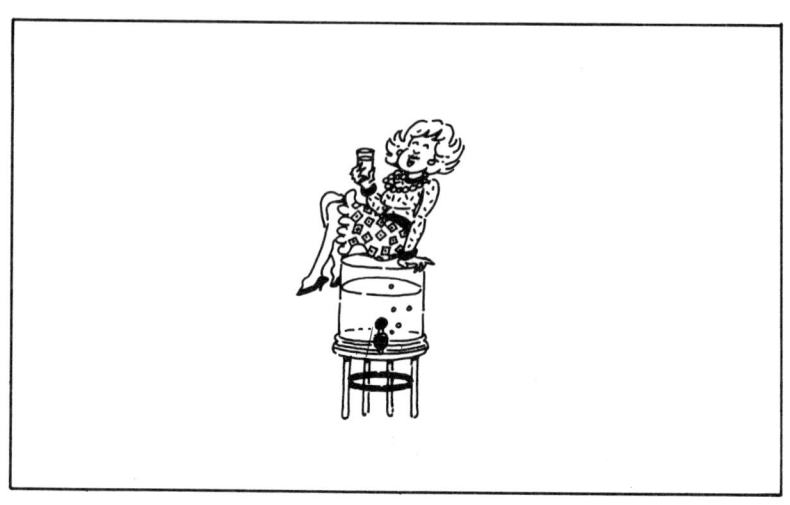

하나는 기계적(機械的)인 염증(炎症)이다. 기계적인 염증이라는 것은 예를 들면 뼈가 서로 비벼지는 물리적 자극 때문에 생기는 염증으로 병원균에 의해 생기는 염증과는 종류가 다른 것이다.

변형성 슬관절증의 경우, 노출된 뼈가 서로 비벼져도 그에 따라 통증이 생기는 일은 없다. 뼈에는 본래 통증을 느끼는 신경이 없기 때문이다. 그러나 관절을 감싸는 관절포나 인대는 통증에 민감하므로 관절이 부자연스러운 행동을 시작하면 재빨리 통증을 찰지(察知)한다. 이어서 뼈끼리 서로 비벼지는 자극 즉, 기계적 자극으로 관절포 안쪽을 덮는 활막(滑膜)에 기계적 염증이 일어난다. 이 활막의 염증이 변형성 슬관절증 통증의 최대 원인이며, 무릎에 열이 나기도 하고 물이 고이는 원인이 되기도 한다.

활막에 염증을 일으키는 또 한 가지 원인으로써 최근 주목되고 있는 것이 화학적 자극(化學的刺激)이다. 관절이 버려진 연골이나 연골 중에서 나와 있는 효소가 화학적 자극이 되어 활막에 염증을 일으킨다는 생각이다.

현재는 이 2가지 원인이 활막에 염증을 일으켜 통증을 발생시킨다고 생각되고 있다. 그리고 염증이 일어날 때마다 뼈의 파괴가 진행되어 관절의 변형이 진행되는 것이다.

병원에서의 치료
가정에서의 주의

일단 슬관절의 변형이 일어나면 원래대로 되돌릴 수 없으므로 치료는 활막염증을 가라앉히는 것이 목적이 된다. 나이가 들어 변형의 정도가 심하고 재발을 일으키는 예도 적지 않지만 일반적으로는 경과가 좋고 무릎도 움직일 수 없는 후유증을 남기는 예는 거의 없다.

병원에서의 치료법

약물 요법과 근육의 리허빌리테이션이 중심이다.

통증이 강한 급성기에는 관절의 안정을 유지하고 슬관절을 따뜻하게 하면 통증이 완화된다. 병원에서는 핫팩이나 전기 자극을 이용하여 슬관절은 따뜻하게 하는데, 기본적으로는 가정에서 행하는 온습포와 같다.

안정을 위해서는 서포터나 보행시 지팡이를 이용한다. 그러나 장기(長期) 안정은 발 근육의 쇠약이나 관절의 구축(단단해져 움직일 수 없는 것)을 가져오므로 증상에 따라 운동 요법을 실시한다.

운동 요법은 실천편에서 소개한 대퇴사두근이나 하퇴삼두근의 운동이다. 또 통증의 경감을 기할 목적으로 진통제나 소염제를 복용한다. 최근에는 1회의 내복으로 24시간 효과를 발휘하는 약도 개발되어 있다.

이런 방법을 실시해도 염증이 있을 경우에는 스테로이드제(부신피질 호르몬)를 직접 관절내에 주입한다. 스테로이드제는 매우 잘 듣지만 빈번하게 주사하면 연골을 파괴할 위험이 있으므로 2주에 1번, 그것도 단기간에만 이용한다.

또 슬관절의 내반(內反 ; O자형 다리)이 있을 경우는 실천편에서

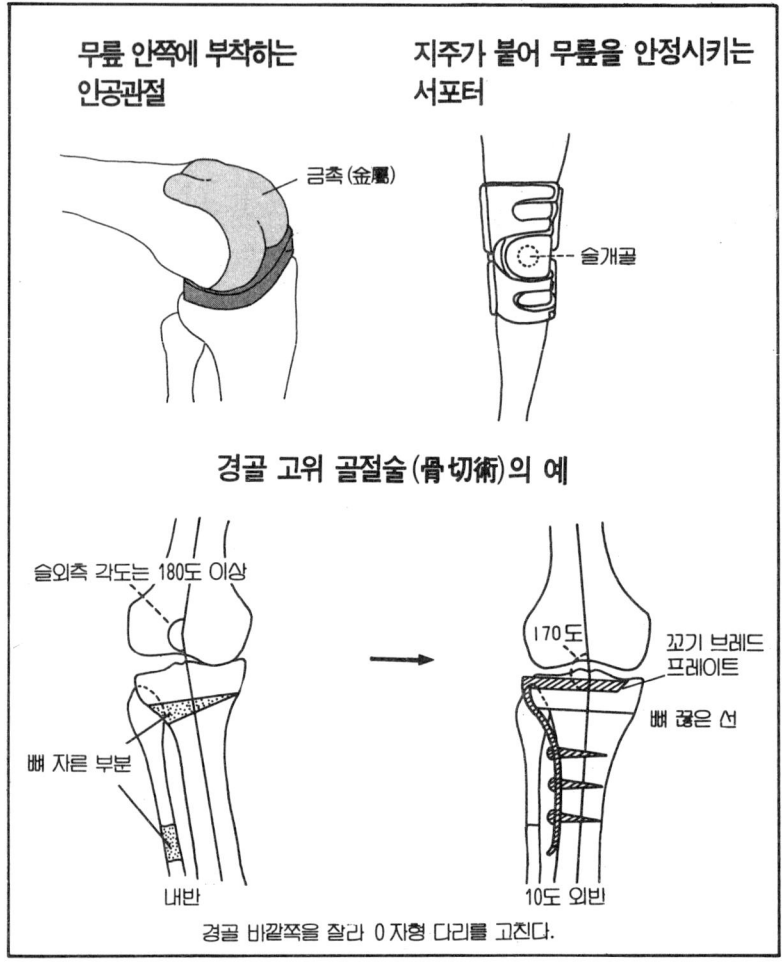

 소개한 족저장구나 무릎을 지지(支持)하는 특수한 서포터를 이용하여 무릎의 안정을 기하면 통증이 경감된다.
 이상과 같은 요법을 행해도 통증이 조금도 나아지지 않으면 드디어 수술을 생각하게 된다.
 이것도 원인에 따라 여러 가지 방법이 있으나 활막 염증이 심한 경우에는 활막절제술, O자형 다리가 심한 경우에는 경골의 일부를 잘라내어 관절이 곧게 연결되는 수술(경골고위골절술 ; 脛骨高位骨切術)을 행한다.

또 최근에는 아픈 관절을 인공 관절로 바꾸는 수술도 행해진다.

가정에서의 주의

가정에서는 우선 비만을 해소하고 무릎의 보온을 유지하는 것이 중요하다. 또 무릎을 깊이 구부리는 동작은 피하고 소파와 침대를 이용하는 등 생활양식을 양식으로 바꾼다.

특히 화장실은 양식으로 해야 한다.

그리고 무릎에 부담이 가는 나쁜 자세를 수정하고 근육운동을 실시한다.

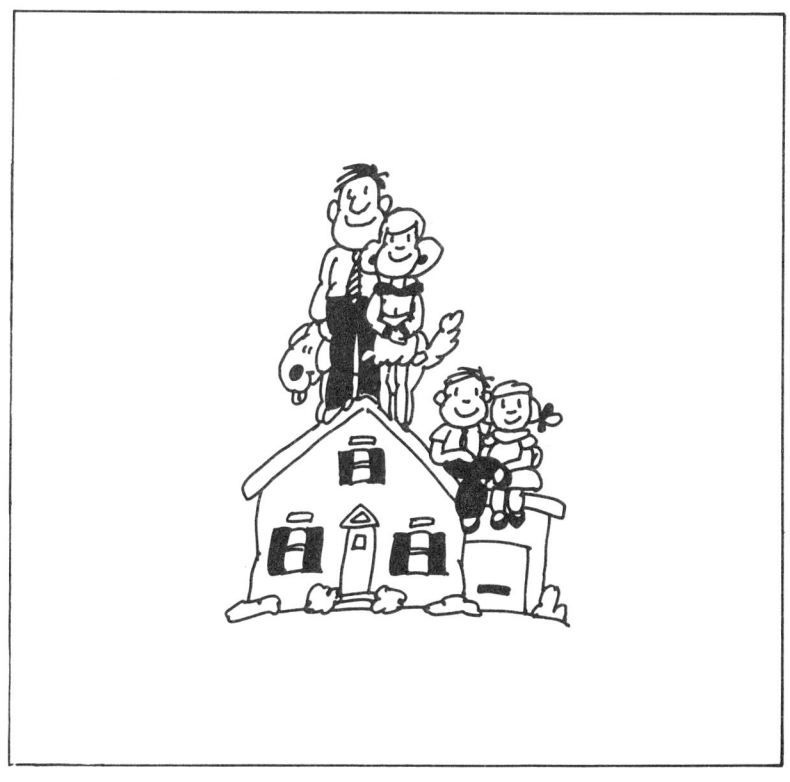

2 통증을 가져오는 병과 그 대책

류마치스

**원인 불명의 관절 통증,
굳어져 시작된다**

전신성 병에 '만성 관절 류마치스'가 있다.

류마치스는 주로 관절 활막에 만성적인 염증을 일으키는 병으로 4대 1 정도의 비율로 여성에게 많은 것이 특징이다. 원인은 또한 불명이지만, 면역 기능의 이상(異常)이 염증의 진전이나 만성화(慢性化)에 큰 역할을 하고 있다고 추측된다.

증상은 우선 원인불명의 관절 통증이 오거나 굳어지기 시작하고, 드디어 활막의 염증이 분명해지면 관절이 아프고 부종, 발열 등이 나타난다. 최초엔 무릎이나 손발 관절이 일어나는 경우가 많으므로 종종 변형성 슬관절증과 착각되는 경우가 있으나 양자의 차이는 변형성 슬관절증이 일반적으로는 한쪽 무릎, 적어도 양쪽 무릎에 한하는데 비해 류마치스는 전신의 관절에 진행적(進行的)으로 나타난다는 점이다.

또 전신성 병이기 때문에 관절 뿐만이 아니라 심장, 폐, 혈관, 혈액 등에 증상이 다채롭게 나타난다.

류마치스에 의한 관절염은 우선 관절포 활막에 염증이 일어난다. 활막은 건강한 상태에서는 관절액을 만들어 내기도 하고 노폐물을 밖으로 배출하는 작용도 한다. 그러나 한번 염증이 일어나면 여러

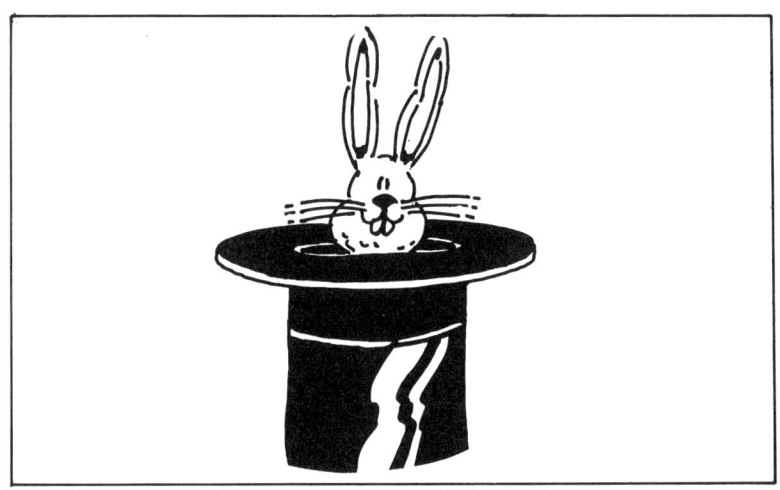

가지 효소가 활막에서 방출되어 뼈나 연골을 파괴해 간다. 이 단계가 류마치스 급성기로, 통증이나 부종도 심각하다.

　이런 염증이 반복될 때마다 관절 파괴가 진행되고 마침내 뼈와 뼈가 유착되어 굳어버린다. 이렇게 되면 관절로서의 작용은 완전히 없어지고 구부릴 수도, 펼 수도 없게 되는 것이다. 반대로 연골이나 뼈가 심하게 상해 모든 방향으로 빙글빙글 움직이는 불안정한 관절이 되는 경우도 있다.

약과 리허빌리가
치료의 기본

　류마치스의 치료는 우선 조기에 발견하여 활막의 염증을 어떻게 가라앉힐 것인가 또 파괴된 관절의 기능을 어떻게 남길 것인가가 그 중심이 된다. 그를 위해 약물 요법이나 리허빌리테이션을 행한다.

　약물 요법은 관절의 통증이나 염증을 억제하는 소염진통제(消炎鎭痛劑), 면역 이상을 조정하는 조정제(調整劑) 등이 중심이다. 약

30년 정도 전에 발견된 스테로이드제는 경이적인 효과를 가져와 한때 류마치스를 정복할 수 있을 듯한 기세였으나 현재는 사용법에 따라 심한 부작용을 일으킨다는 것이 알려져 한정된 사용법으로 쓰이고 있다.

약물은 일생 복용하는 것이 보통이고 이외에 관절 구축(拘縮)이나 근육 쇠약을 방지하기 위해 운동 요법을 빼놓을 수 없다. 회복이 가망 없는 관절에는 인공 관절을 이용하는 경우도 있다.

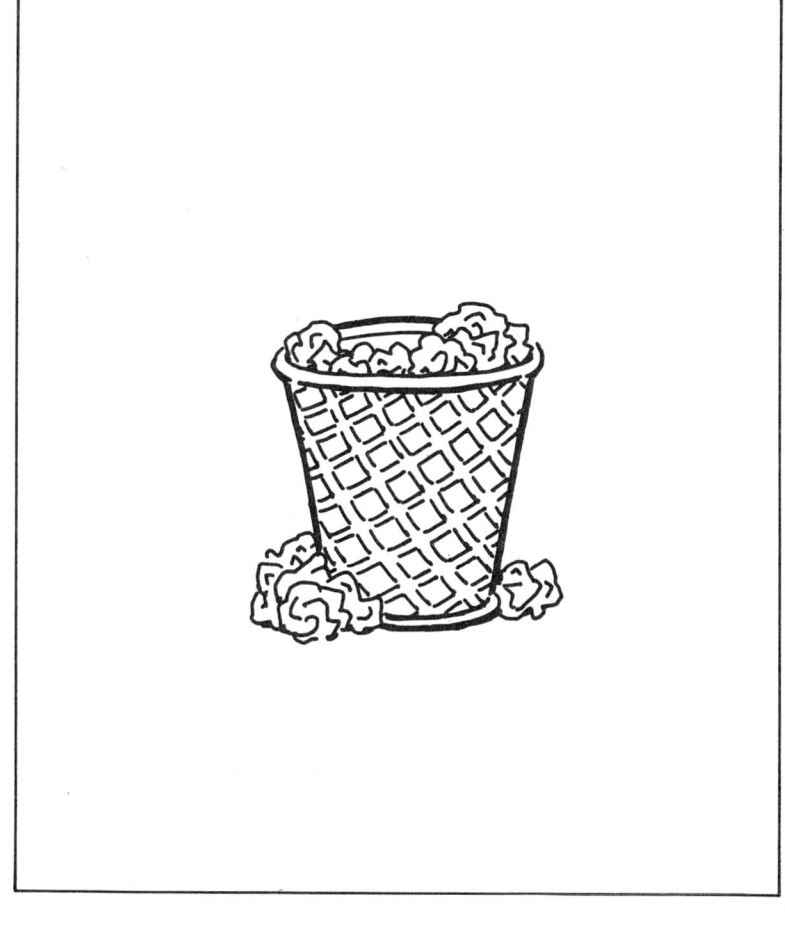

3. 통증을 가져오는 병과 그 대책

외상(外傷)

스포츠 때문에 가장 많은
'반월판단열(半月板斷裂)'

슬관절은 전 체중을 실으면서 복잡한 움직임을 함에도 불구하고 바깥쪽을 덮는 근육의 보호가 없기 때문에 종종 외상(外傷)을 입는다. 특히 격렬한 스포츠는 무릎을 다치는 큰 원인이다.

그중에서도 입원을 요할 정도의 중증(重症)이며 게다가 가장 많은 것이 반월판(半月板) 손상이다.

반월판은 대퇴부와 경골 사이에 쐐기 모양으로 박힌 연골로, 슬관절에 가해지는 압력을 분산하는 것과 함께 쿠션으로서의 작용도 하고 있다.

반월판은 위에서부터 보면 8자형을 하고 있는데, 이중 손상은 3대 1의 비율로 무릎 안쪽의 반월판에 많이 발생한다. 그것은 반월판의 움직임과 관계된다. 반월판은 무릎의 굴신 운동에 맞추어 좁은 범위를 도는데, 움직이는 방법은 안쪽 반월판 쪽이 적어진다. 때문에 무릎이 무리한 움직임을 했을 때 움직임이 적은 안쪽 반월판은 손상을 일으킨다.

손상은 갑자기 반월판이 끊기는 일도 있고, 피로골절(疲勞骨折)처럼 무리가 쌓이면 반월판의 단열로 진행되는 것이다.

증상

끊긴 반월판에 통증이 일어나는데, 발을 구부리거나 걷는 운동 또는 계단을 내려갈 때 통증이 나타나는 것이 일반적이다.

이런 통증 외에 반월판 단열에서는 다음 3가지 특징적 증상이 나타난다.

① 로킹

끊어진 반월판의 단이 관절 사이에 끼어 무릎의 움직임이 제한된다. 대부분의 경우, 무릎을 펴는 것이 곤란해진다. 반월판 손상을 반복할 때마다 발생율이 높아진다.

② 무릎 무너짐

보행중이나 계단을 내려가는 도중 갑자기 무릎에서부터 힘이 빠지고 무릎이 뚝하는 증상이다. 반월판 손상 외에 변형성 슬관절증이나 슬개연골 연화증(軟化症)에서도 같은 증상이 나타나는 경우가 있다.

③ 탄력 현상(스내핑)

어떤 곳까지 무릎을 구부리면 제한을 느끼게 되고 그대로 힘을

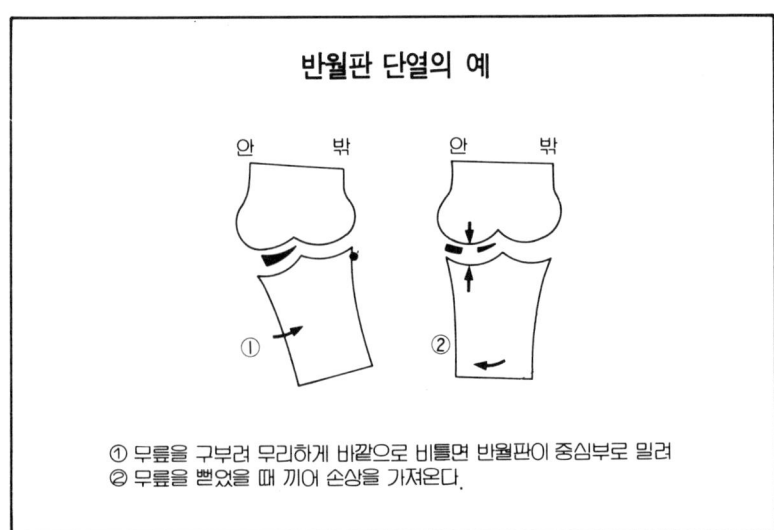

반월판 단열의 예

① 무릎을 구부려 무리하게 바깥으로 비틀면 반월판이 중심부로 밀려
② 무릎을 뻗었을 때 끼어 손상을 가져온다.

주며 움직일 수가 없다. 본인은 '무릎이 삐걱거린다'라고 호소하는 경우가 많은 것 같다.

이상 3가지는 반월판 단열에만 일어나는 증상은 아니지만, 이것이 보이면 거의 틀림없을 것이라고 생각된다.

이외에 반월판 단열이 오래 지속되면 무릎에 물이 고이기도 하고 대퇴사두근이 말라 넓적다리 전면이 가늘어진다.

치료

끊긴 반월판은 거의 자력(自力)이 회복되지는 않는다. 그러나 운좋게 단열부가 혈관을 통과하고 있는 곳에 있으면 단열된 반월판은 원래 위치로 되돌아가 3주간 정도 고정하면 치유된다.

로킹이 일어나는 경우에는 24시간 이내에 정복(整復 ; 원래 위치로 돌아간다) 술(術)을 받는다. 그 이상 경과하면 반월판의 탄력성이 저하되고 원래의 위치로 되돌아 가기 어렵기 때문이다. 정복술은 전문가가 발을 당기듯이 하여 행한다. 특별한 기술이 있어 대부분은 마취를 하지 않고 행한다.

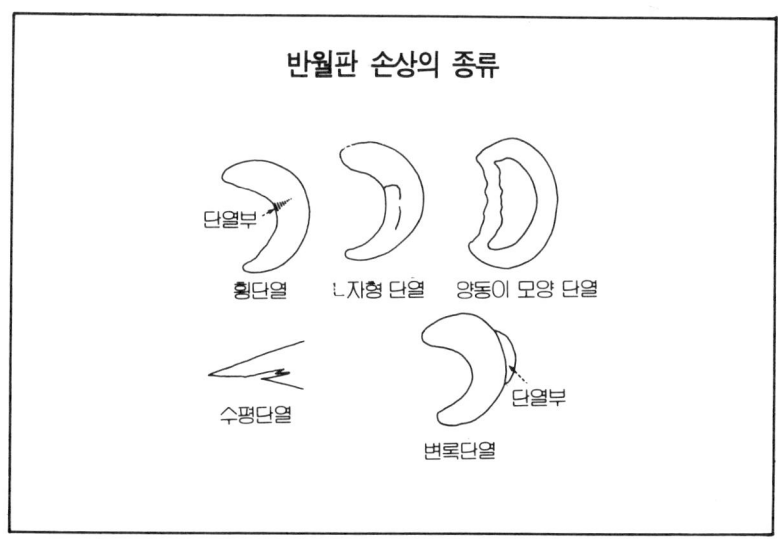

로킹도 통증이 일진일퇴(一進一退)로 만성 경과를 한 경우는 무릎을 따뜻하게 하고 대퇴사두근의 운동, 주사 등을 놓으면서 본다. 그래도 또 로킹이나 손상을 반복하는 경우에는 수술로 끊긴 반월판을 절제한다.

중증(重症)이 되면
수술도 필요한 '염좌'

염좌(捻挫)는 무릎을 지탱하는 인대가 과도하게 신장되기 때문에 일어나는 장해로 손상 정도에 따라 다음 3가지 단계로 나뉜다.

경도(輕度)

인대의 선유(線維)가 조금 끊긴 정도로, 인대의 기능은 손상받지 않고 있다.

단열부의 통증이 있고 부종이 있으므로 서포터나 압박 붕대로 무릎을 안정시키고 1~2일 환부를 식힌다. 그 후엔 조금씩 따뜻하게 하고 끊긴 인대의 수복(修復)을 촉진한다. 소염제나 진통제를 사용하는 경우도 있다.

중등도(中等度)

많은 인대 섬유가 끊겨 인대의 기능은 저하되어 있으나 슬관절은 거의 안정되어 있다. 손상 전에 비하면 무릎의 움직임이 다소 부자연스럽다.

통증이 심하고 관절부가 붓기도 하며 때로는 출혈된 피가 쌓이는 경우도 있다.

1~2일 동안은 얼음이나 흐르는 물로 충분히 무릎을 식혀 준다. 잘 식히면 혈관이 수축되고 출혈이나 부종을 최소한으로 막을 수가 있다.

안정을 유지하고 한동안은 지팡이나 휠체어를 사용한다. 근력이 약한 사람에게는 기브스를 장착(裝着)하는 경우도 있다. 그 기간은

3~6주간 정도인데, 기브스를 끼울 때부터 적극적으로 대퇴사두근이나 하퇴삼두근의 운동을 행한다. 상처를 입은 뒤, 약 6주간 정도면 일상 생활에 견딜 수 있을 정도로 회복된다.

중도(重度)

인대가 완전히 끊겨 관절이 동요된다.

중등도 보다 통증은 오히려 가벼워지는데, 끊긴 부분이 부어 피하출혈(皮下出血)이 일어난다. 이 경우는 반월판이나 뼈의 연골까지 손상이 없는지를 조사할 필요가 있다.

환부를 1~2일 물로 씻고 일부는 기브스로 고정한다. 손상이 심하면 수술로 끊긴 인대를 이을 수 있다.

조깅을 할 때 주의해야 할 '점퍼 무릎'

스포츠의 동작은 대부분 무릎에 과중한 부담을 주지만 농구나 축구 등 빈번하게 점프를 하는 스포츠나 조깅 등은 슬개골 아래에 있는 힘줄(슬개골)이나 넓적다리의 근육에 큰 부담을 가한다.

그 결과, 슬개건(膝蓋腱)에 손상이나 염증을 일으킨 것을 '점퍼 무릎'이라고 한다.

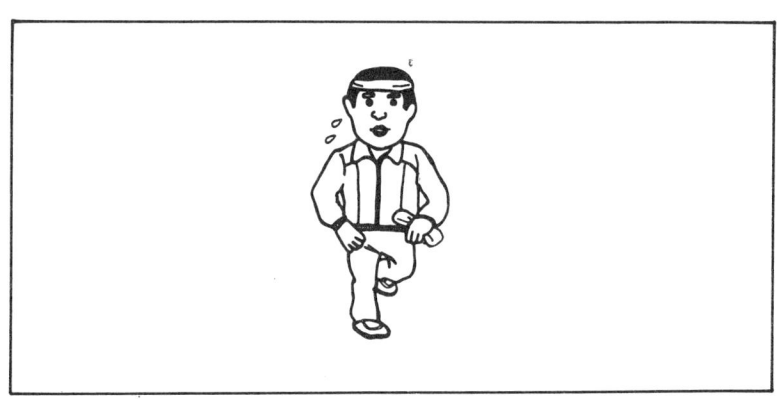

증상

슬개골 하단에 통증이 있다. 초기에는 스포츠 후에 통증이 있으나 드디어는 운동 중에도 통증이 있고 그 통증 때문에 운동이 불가능해진다.

치료

차거나, 점프하거나, 달리거나 하는 등 무릎에 부담이 가는 동작을 우선 중지한다. 그리고 온열 요법(증기 타올로 습포나 핫팩)을 장기간 계속하고 진통제나 소염제를 복용한다.

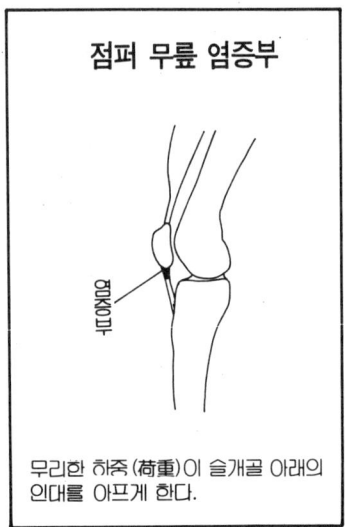

무리한 하중(荷重)이 슬개골 아래의 인대를 아프게 한다.

이상의 방법으로도 무릎이 계속 아플 경우에는 수술이라는 수단도 있다.

예방으로는 평소에 무릎 스트레칭을 하는 것이 중요하다.

연골이 벗겨진 통증 '관절서(關節鼠)'

관절에 가해지는 압력이나 근육의 당기는 힘에 스포츠에 의한 관절 혹사 등이 겹친 경우, 슬관절의 연골이 부분적으로 벗겨지는(이단성 골연골염 ; 離斷性骨軟骨炎) 경우가 있다.

대퇴골의 안쪽에 일어나기 쉽고, 처음에는 연골이 들뜨는 듯이 보이지만 그뒤 파편이 되어 관절 속을 움직이게 된다. 이 상태를 관절서(關節鼠)라고 부른다.

증상

아직 골편(骨片)이 벗겨지지 않은 경우에는 운동 후의 통증, 근육통, 부종 등이 증상의 중심이다. 관절서 상태가 되면 골편이 관절에

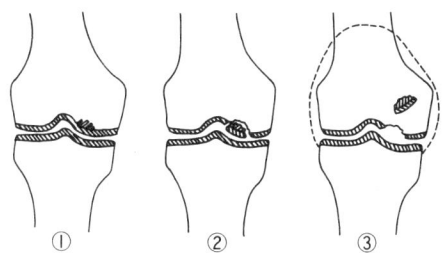

끼어 심한 통증이 일어나고 운동이 제한되기도 하며 물이 고이기도 한다.

치료

골편이 아직 떨어져 있지 않으면 무릎을 가볍게 굴신시키고 기브스로 6개월 정도 고정하면 완치되는 경우도 있다.

골편이 벗겨져 있는 경우에는 관절경으로 잡아 내기도 하고 수술로 제거한다.

젊은 여성에게 많은 '슬개연골 연화증(膝蓋軟骨軟化症)'

슬개골의 관절의 연골이 연화·변형되어 통증을 일으키는 상태를 슬개연골 연화증이라고 한다. 외상(外傷)이나 지나치게 사용하여 통증이 일어난다고 보고 있으나 어째서 그렇게 되는가 하는 진짜 원인은 아직 불분명하다. 특히 젊은 여성에게 많은 그 배경에는 연골의 영양 불량이 아닐까 라고 생각된다. 슬개골에 금이 작게 가고 그 때문에 영양이 도달하지 않아 연골이 연화되는 것이라는 사고방식이다.

또 최근 젊은 사람에게 많은 것으로 보아 생활 양식의 서구화 즉, 정좌(正座) 등을 깊게 하여 무릎을 구부릴 기회가 줄었기 때문에 연골의 영양상태(연골은 슬개골의 움직임에 따라 영양의 흡수와 배출을 한다)가 악화되어 변성(變性)을 일으키는 것이 아닐까 라고 보여진다.

변성은 우선
① 연골의 표면이 거칠거칠하고 균열이 생기며
② 연골과 뼈가 분리되고
③ 또 분리면이 확장되어
④ 연골과 대퇴골 관절면에 금이 가는 순서로 진행된다.

슬개연골화증의 진행 상태

① 슬개골 / 대퇴골
②
① 우선 슬개골의 연골에 이상이 나타나고,
② 다음에 대퇴골과 양쪽에 변형이 나타난다.

증상
처음에는 앉거나 계단을 오를 때 불쾌감을 느낀다. 드디어 무릎에 힘을 줄 수 없게 되고 소리가 나게 된다. 슬개골을 대퇴골에 밀어 붙이면 통증이 있는 것이 특징이다.

치료
슬관절의 안정이 제일이며 O자형 다리가 심한 경우에는 족저장구 등을 사용하여 수정한다.

스테로이드제나 국소 마취제의 주입(注入) 등을 행하고 그래도 상쾌하지 않을 때는 수술한다.

허리, 무릎, 발의 통증을 완치시키기 위한 이론편

이런 사람일수록 무릎 통증을 일으키기 쉽다

**뚱뚱할수록
위험이 증가된다**

이제까지 설명해 왔듯이 무릎 통증은 여러 가지가 원인이 되어 일어나지만, 그 어느 경우에나 요인으로 작용하는 것이 비만이다.

예를 들면 당신이 5kg 살쪘다고 하자. 5kg 정도 살이 쪘다면 겉으로 보기에는 그렇게 큰 차이가 없다고 하더라도 무릎에는 그것이 몇 배의 부담이 된다.

다만 걷는 것만으로도 무릎에는 체중의 약 4배, 계단 오르내리기에는 실로 약 7배나 되는 짐이 가해진다. 즉, 체중이 5kg 늘어나면 걷는 것만으로도 20kg, 계단 오르내릴 때에는 35kg이나 되는 압력이 가해지는 것이다. 오랫동안 이 상태가 계속되면 슬관절도 당연히 변형되기 쉬워진다.

마른형이 체중을 뺄 필요는 없으나 신장에서 100을 뺀 수치 정도까지 체중을 떨어뜨리자. 그것이 무릎을 장해(障害)로부터 보호하고 증상을 완화시키는 기본이다.

O자형 다리인 사람도
무릎병을 일으키기 쉽다

O자형 다리도 무릎의 장해 특히 변형성 슬관절증의 발생을 촉진하는 큰 요인이다.

변형성 슬관절증인 사람 가운데 80% 이상에서 O자형 다리를 볼 수 있다는 것이 장해와 O자형 다리는 밀접한 관계에 있다고 여겨지게 한다.

O자형 다리는 무릎의 중심을 흐트러뜨리고 관절의 변형을 서서히 진행시켜 가는 것이다.

정상적인 발은 다소 X자형으로, 대퇴골과 경골이 무릎 바깥쪽에서 약 175~177도의 각도를 만들고 있다. 이 상태라면 고관절에서 발목에 수직으로 내려진 하중선(荷重線)이 슬관절의 중앙을 지나고 무릎 전체가 체중을 평균적으로 지탱할 수 없다.

그러나 변형성 슬관절증에는 80% 이상의 사람에게 O자형 다리가 있고, 그 평균 각도는 183.3도이다. 이렇게 되면 하중선이 쭉 아래쪽에 치우쳐 무릎 안쪽에 강한 압력이 가해지게 된다. 그 결과, 슬관절의 안쪽이 깎여 변형을 일으키는 것이다. 뢴트겐으로 슬관절을 보면 관절 안쪽에서 대퇴골과 경골의 틈이 매우 좁아져 있다는 것을 알 수 있다.

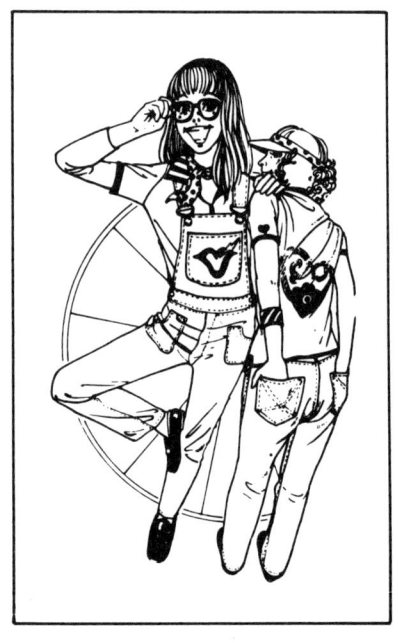

183.3도 라는 각도는 이미 변형을 일으키고 있는 사람의 무릎을 조사한 결과이므로 최초부터 이

정도로 O자형 다리가 심했었는지 어쩐지는 불분명하다. 그러나 아무튼 어느 경우에나 O자형 다리가 무릎 안쪽의 뼈를 변형시켜 그에 의해 더욱 O자 다리가 악화된다는 것은 분명하다. O자형 다리인 사람들은 장래 변형성 슬관절증을 일으킬 예비군이라고 할 수 있다. 걱정되는 사람은 실천편에서 소개한 걷기법을 실행하여 발의 근육을 단련시켜 두는 것이 좋을 것이다. O자형 다리를 고칠 수는 없어도 변형성 슬관절증의 예방에는 매우 유효하다.

또 실제로 통증이 일어났을 때는 족저장구 등으로 O자형 다리를 바깥에서부터 교정해 주면 통증이 완화되고 염증의 진정에도 도움이 된다.

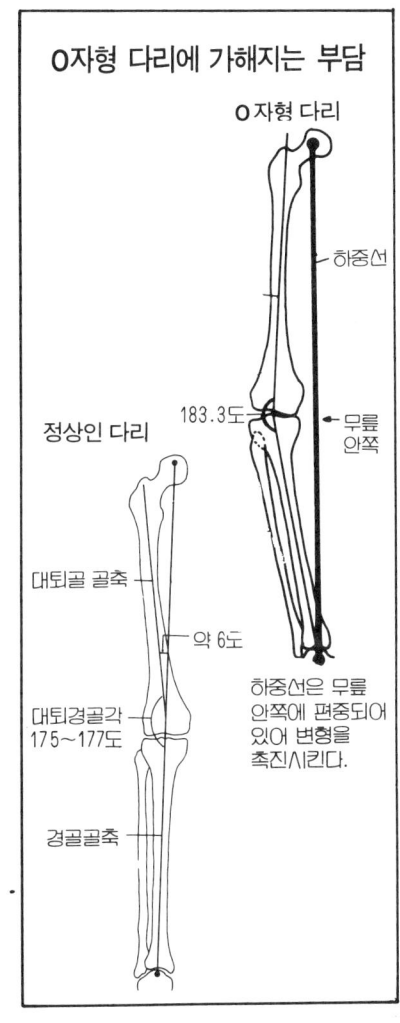

근육이 약한 사람, 자세가 나쁜 사람은 주의

근육이 약한 것도 모든 무릎 장해를 일으키는 원인이 된다. 근육은 무릎을 움직이는 것과 함께 인대와 협력하여 무릎의 안정성을 유지하고 있다. 따라서 근육이나 인대가 약하면 관절이 동요되어 부자연스러운 움직임을 하게 되고 특정 관절면을 깎아내기도 하며 파괴하는 원인이 된다.

특히 대퇴사두근은 무릎의 장해와 관계가 깊어 무릎을 똑바로 펴는 작용을 한다. 발을 사용하지 않으면 쇠약이 가장 빨리 나타나는 것도 근육이므로 일단 쇠약해지면 발을 똑바로 펴기 어려워진다.

무릎을 가볍게 구부려 등을 구부린 자세를 한 사람이 많이 보이는데, 그 원인은 대퇴사두근의 쇠약에 있다고 할 수 있다. 근육의 힘이 약한 사람에게 있어서는 무릎을 가볍게 구부린 상태가 가장 편하므로 그 자세를 취하고 있는 동안에 점점 대퇴사두근이 쇠약해져 발을 똑바로 펼 수 없게 되는 것이다. 그러나 이런 어중간한 자세에서의 동작은 무릎에 있어서는 오히려 큰 부담이다. 무릎을 지키기 위해 평소부터 근육을 단련하고 바른 자세를 익히도록 해야 할 것이다.

격렬한 스포츠는 무릎에 부상을 준다

운동으로 근육을 단련시킨다 해도 격렬한 운동은 오히려 무릎에 장해를 일으키는 원인이 된다.

최근에 건강 증진을 위해 스포츠를 하는 사람이 많이 늘었는데, 심한 연습을 계속하면 심신이 단련된다고 생각하는 것은 큰 오산이다. 일찍이 큰 인기를 얻었던 토끼뜀이나 오리걸음이 무릎에 장해를 일으킨다는 이유로 폐지되었듯이 스포츠 중에는 건강 증진과는 반대가 되는 결과를 초래하는 요소도 다분히 포함되어 있다. 또 조깅을 하더라도 갑자기 달리는 것이 아니라 기초적인 체력 만들기를 실시한 다음, 개시하는 것이 기본이다.

스포츠에 의한 무릎의 외상은 연령에 따라 다르지만, 특히 어린이는 발육기의 연골이 장해를 받기 쉽고, 청년기에는 인대의 손상, 중고령자는 근육의 단열이나 변형성 슬관절증이 눈에 띈다. 이런 위험성도 생각하며 스포츠를 즐기도록 하자.

 허리, 무릎, 발의 통증을 완치시키기 위한 이론편

원인을 정확하게 파악한다, 무릎의 최신 진단법

문진(問診), 시진(視診)이 끝나면 우선 관절의 움직임을 본다

무릎이 어느 정도 장해를 받고 있는가를 진단하기 위해서는 우선 문진(問診)에 의해 대충 그 증상을 청취하고, 시진(視診)으로 발 전체의 외형을 관찰한 다음 관절운동 측정으로 들어간다.

무릎 장해는 대부분의 경우, 관절의 움직임이 제한되므로 우선 굴신 운동을 중심으로 무릎 움직임의 범위를 계측(計測)한다. 자력(自力)으로 발을 똑바로 뻗을 수 있고 130도까지 굴신하며 10도 뻗을 수 있으면 정상이다. 또 환자의 호소에 따라서 무릎 꼬기 운동이나 체중을 실었을 때의 무릎 움직임도 계측한다.

무릎을 움직여 장해부위를 찾아내는 '맨손 테스트'

무릎은 장해를 받은 부위에 따라 움직임에 상당한 특징이 있다.

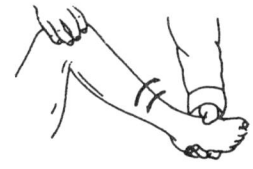

마크마레이 실험

하퇴를 돌리면서 무릎을 만지면서 반월판의 손상이 안쪽인지 바깥쪽인지를 조사한다.

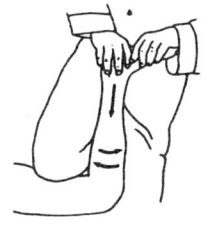

어프레이 실험

무릎을 압박하면서 좌우로 비틀고 반월판의 손상을 조사한다.

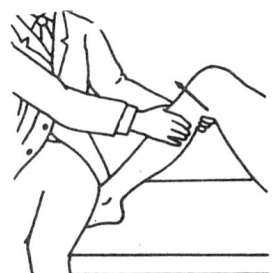

앞으로 당기는 실험

하퇴가 전방으로 나오면 전십자 인대 단열.

이것을 이용하여 장해를 진단하는 각종 맨손 테스트를 개발하고 있다.

기본적으로는 이 맨손 테스트와 운동 범위의 측정으로 장해의 대략적인 기준을 알 수 있다.

맨손 테스트의 시작은 근력(筋力)테스트이다.

대퇴사두근, 하퇴삼두근 등 무릎 움직임에 관계되는 근육에 손으로 저항을 가하면서 그 힘을 본다.

다음에 인대나 반월판의 손상이 의심스러울 경우에는 특수한 맨손 테스트를 실시한다.

반월판 손상 테스트로 일반적인 것은 마크마레이 테스트나 어프레이 테스트라고 일컬어지는 것이다. 마크마레이 테스트에서는 하퇴(下腿)의 회선(回旋), 어프레이 테스트에서는 무릎을 압박하면서 그 반응에 따라 손상부가 반월판의 바깥쪽인지 안쪽인지를 구분한다.

인대는 앞으로 당기는 테스트(전십자인대), 뒤로 당기는 테스트(후십자인대), 측방동요(側方動搖) 테스트 등 무릎의 동요성으로 손상된 인대를 판별한다.

뼈의 변형이나 위치의 이상을 보는 '뢴트겐 촬영'

맨손 테스트에 이어 대부분의 경우에 행해지는 것이 뢴트겐 촬영이다.

뢴트겐은 무릎을 정면이나 측면에서 촬영하여 주로 뼈의 위치나 형태에서 골절의 유무(有無), 변형 정도, 탈구(脫臼)의 유무 등을 조사한다.

이것을 단순 뢴트겐 촬영이라고 한다. 뢴트겐으로는 인대 등 연부조직(軟部組織)을 볼 수는 없지만 무릎에 스트레스를 가하여 뼈의 위치에서 손상부위를 찔러낼 수 있다.

예를 들면 무릎의 부종을 방지하는 측부인대(側副靭帶)의 이상이 의심스러울 경우는 무릎을 옆 방향으로 눌러(스트레스) 뢴트겐을 찍으면 손상 있는 쪽의 슬관절이 크게 벌어져 그 상태에서 이상을 알 수 있다.

변형성 슬관절증은 나쁜 쪽 발에 체중을 실어 촬영하면 O자형 다리가 확실하게 나타난다.

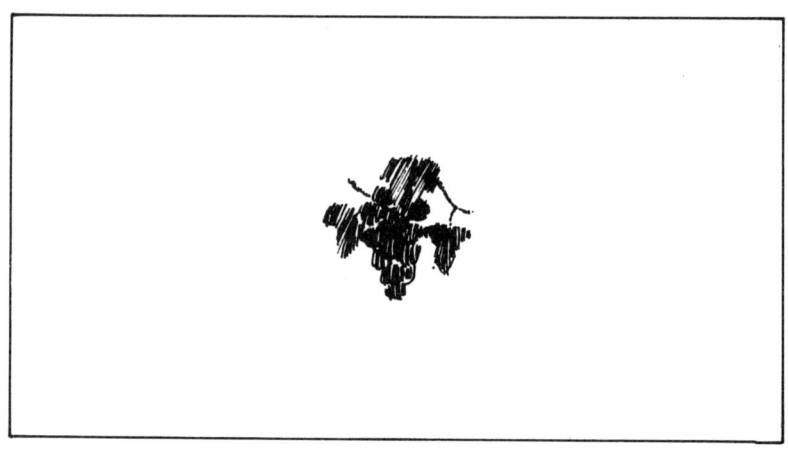

이것을 스트레스 촬영이라고 하고 염좌나 변형성 슬관절증 등 여러 가지 상해(傷害)에 응용된다.

연부조직의 이상을 정확하게 파악하는 '관절조영법(關節造影法)'

연골이나 관절포, 반월판 등 연부조직은 뢴트겐으로 찍을 수 없으므로 이들의 이상(異常)이 의심스러울 때는 관절 속에 ① 공기 또는 ② 공기와 조영제(造影劑)를 주입하여 뢴트겐 촬영을 한다.

공기나 조영제를 넣기 위해 작고 굵은 침을 찌르므로 삽입시 조금 통증이 있으나 근육에 힘을 주지 않으면 통증이 적어진다. 힘을 주면 관절강(關節腔)이 좁아져 통증이 심해진다. 주입 후에는 다소 무릎이 붓는 듯한 느낌이 든다.

그 뒤 무릎을 움직여 조영제를 관절내로

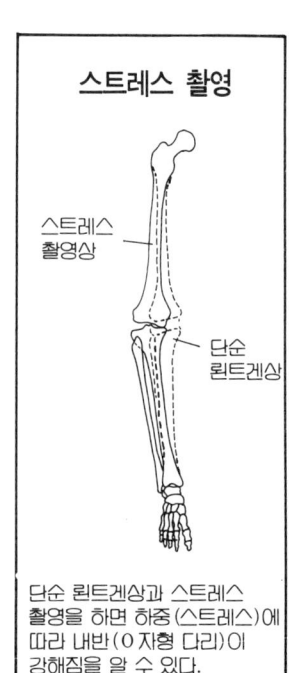

스트레스 촬영

단순 뢴트겐상과 스트레스 촬영을 하면 하중(스트레스)에 따라 내반(O자형 다리)이 강해짐을 알 수 있다.

구석구석 보낸 뒤 뢴트겐을 찍는다.

검사 전후의 주의

전날은 목욕을 하여 환부를 청결하게 한다. 검사 당일, 가능하면 그 다음날도 목욕은 피한다.

검사 당일은 학교나 회사를 쉬고 안정을 유지한다. 주입한 조영제는 다시 주사로 뺄 수 있으나 방치해 두어도 자연히 흡수되므로 걱정할 것은 없다.

또 극히 드물게 조영제로 알레르기를 일으키는 사람이 있으므로 조사 전에 과거에 알레르기의 경험(음식이나 약물 등)이 있는 사람은 반드시 그것을 의사에게 알린다.

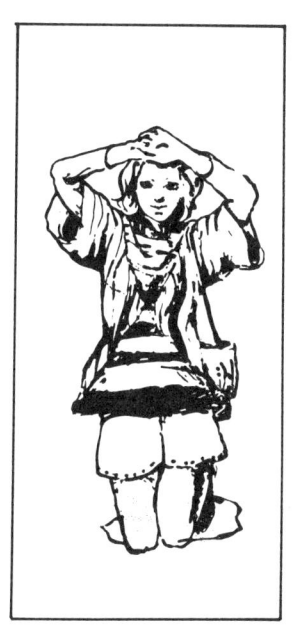

보면서 치료도 할 수 있는 '슬관절경(膝關節鏡)'

이상의 검사로 불충분한 경우, 또는 장해의 상태를 좀더 상세하게 조사하고 싶을 경우에 슬관절경(膝關節鏡)이 사용된다. 이것은 관절 속에 아주 가늘고 원통형의 직시경(직경 2~3mm)을 주입하여 광파이버로 빛을 대면서 직접 내부의 상태를 관찰하는 검사이다. 변형성 슬관절증의 검사에 이용하면 연골이 어떻게 변형되어

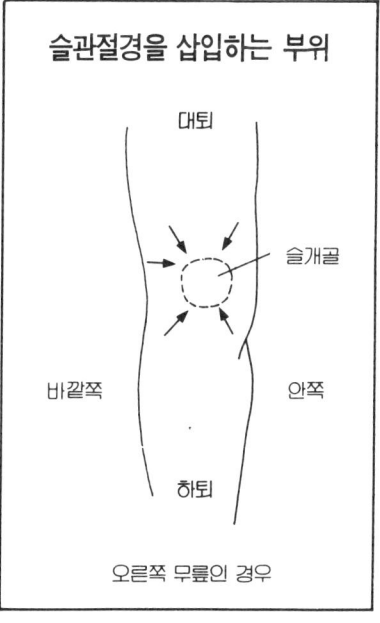

슬관절경을 삽입하는 부위

대퇴 / 슬개골 / 바깥쪽 / 안쪽 / 하퇴

오른쪽 무릎의 경우

있는가 등 매우 구체적으로 조사할 수가 있다.

검사는 관절경 삽입을 위해 무릎을 6mm 정도 절개하는 것이다. 소규모이므로 수술로도 볼 수 없을 정도이다.

절개에 앞서 마취가 행해진다. 마취에는 국소마취(局所麻醉), 전신마취(全身麻醉), 그리고 등뼈에 마취제를 주입하는 요추마취(腰椎麻醉)나 경막외마취(硬膜外麻醉)가 있어 상태에 따라 적절한 것이 선택된다.

다음에 무릎을 절개하여 생리식염수 등으로 관절을 넓히면서 관절경을 자입(刺入)하고 내부를 관찰한다. 이때 검사만이 아니라 사진을 찍기도 하고 검사를 위해 늑막의 일부를 자르는 경우도 있다.

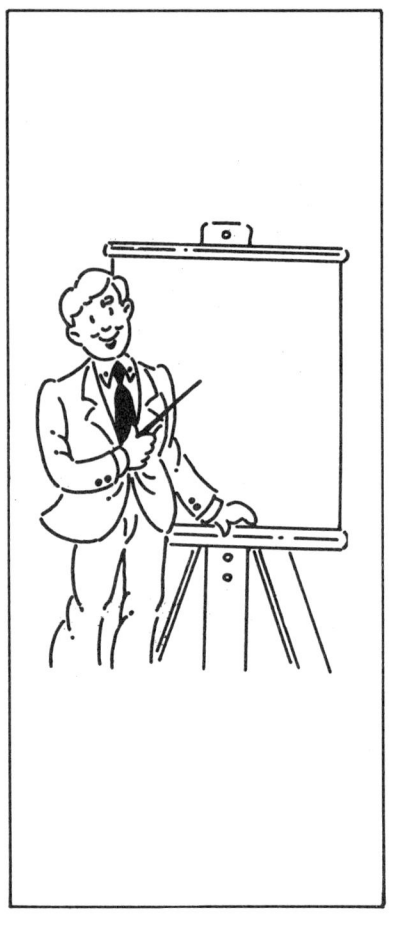

또 연골의 파편(관절서)을 제거하기도 하며, 반월판의 병변부(病變部)를 절제하는 등 수술도 할 수 있다.

검사 종료 후는 관절을 생리식염수로 충분히 세정(洗淨)한 뒤, 1~2침 봉합한다. 이 동안의 소요시간은 50~60분 정도이다.

검사 전후의 주위

검사 전후는 목욕을 하여 환부를 깨끗하게 세정해 둔다. 검사 후엔 1주일에서 10일 정도 목욕할 수 없다.

검사는 통원(通院)으로 받을 수도 있고 입원으로도 받을 수 있으나 아무튼 1주일에서 10일 정도 통근이나 통학은 불가능하다. 걷지 못할 정도로 아픈 것은 아니지만 이 동안은 되도록 무릎을 안정시킨다.

'CT 스캔' 등이 사용되는 경우도

최근에는 특히 외상 등의 검사에 CT스캔이 이용되고 있다. CT스캔은 무릎을 고리로 잘라 화면에 비춰내므로 뢴트겐 보다 상(像)이 분명한 것이 특징이다.

또 관절내에 염증이 있으면 관절액의 검사, 특수한 예로써 골종양(骨腫瘍)이나 골절 등의 검사에 슬관절 신티그램(병변부에 마이소트프가 집중되는 것을 조사한다)을 행하는 경우도 있다.

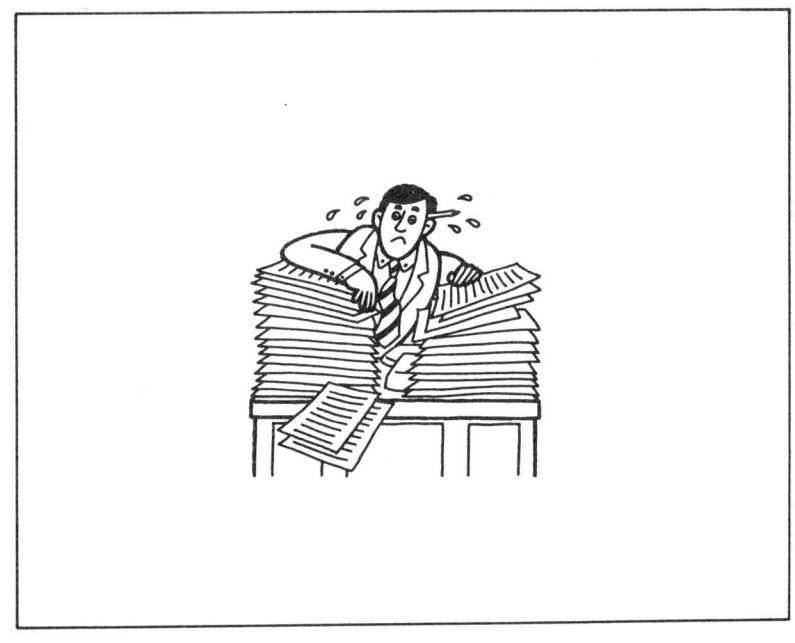

허리, 무릎, 발의 통증을 완치시키기 위한 이론편

발의 통증은 이렇게 치료한다

신발이 원인인
발의 통증이 급증하고 있다

　여기에서 말하는 '발'이란 발목에서부터 그 아래 부분을 가리킨다. 발은 대소 26개의 뼈가 조합, 근육과 인대로 연결되어 있다.

　체중을 지탱하고 걷는다는 점에서 발은 무릎과 같이 큰 짐을 지고 있는 것인데, 무릎처럼 노화 때문에 발목(족관절 ; 足關節)에 변형이 일어나는 경우는 극히 드물다. 그 이유로 ① 발목은 무릎 만큼 광범위하게 움직이지 않는다는 것 ② 슬관절과 같이 장해를 받기 쉬운 부분이 없다는 것 등을 들 수 있다.

　그러나 그 대신 많은 것이 외상(外傷)이다. 염좌(捻挫)도 그 하나인데, 최근 눈에 띄게 늘어난 것이 신발이 원인이 되어 일어나는 장해이다. 우리나라는 아직 구미에 비해 구두의 역사가 짧기 때문에 구두 자체가 충분히 완성되어 있지 않다는 것, 또 일반적으로 구두가 발에 미치는 해(害)에 대한 인식이 부족하다는 것 등이 그 원인으로 생각된다. 발의 장해는 때로는 뼈의 변형을 일으키기도 한다.

　미국에서는 발의 장해를 호소하는 사람이 매우 많기 때문에 이미 족병의(足病醫)라는 발 병을 전문으로 하는 의사가 생겨났다. 우리도 그 징조가 나타나고 있으므로 더이상 발 병을 늘리지 않도록 충분히 주의하자.

바깥쪽이 아프기 쉬운 발의 '염좌'

발목 염좌에서 가장 많은 것은 뒤꿈치와 저굴위(底屈位) 상태에서 발이 안쪽으로 강하게 굽어 발목 바깥쪽의 인대가 무리하게 당겨져 손상을 입는 경우이다. 이것은 발 끝을 펴면 발목이 가장 불안정한 상태가 되고 안쪽으로 굽기 쉽기 때문이다.

증상은 염좌의 중증도(重症度)에 따라 인대를 약간 끊는 정도의 경증(輕症)에서부터 인대와 함께 부착부(付着部)의 뼈 파편이 벗겨지는 중증(重症)까지 여러 가지이다.

치료

급성기는 환부의 안정과 냉각 그리고 발을 올린 상태대로 두는 것이 제일 중요하고 그에 따라 낫는 데도 큰 차이가 있다.

안정을 위해서는 우선 탄성포대(彈性包帶)로 발목을 단단히 고정

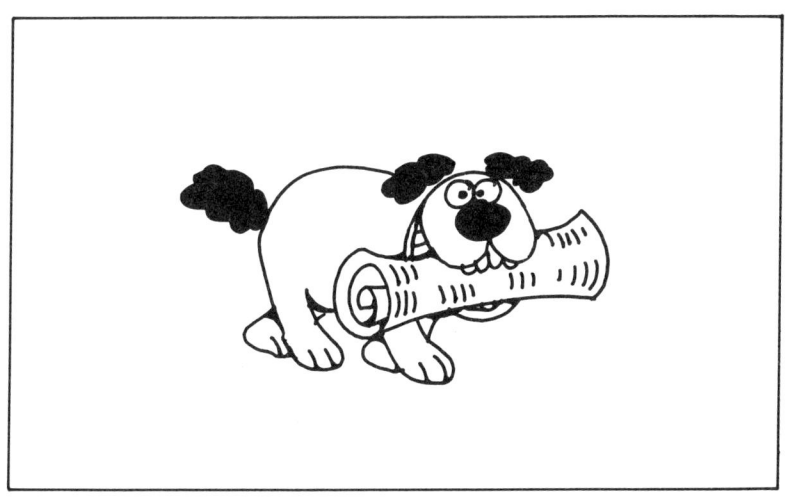

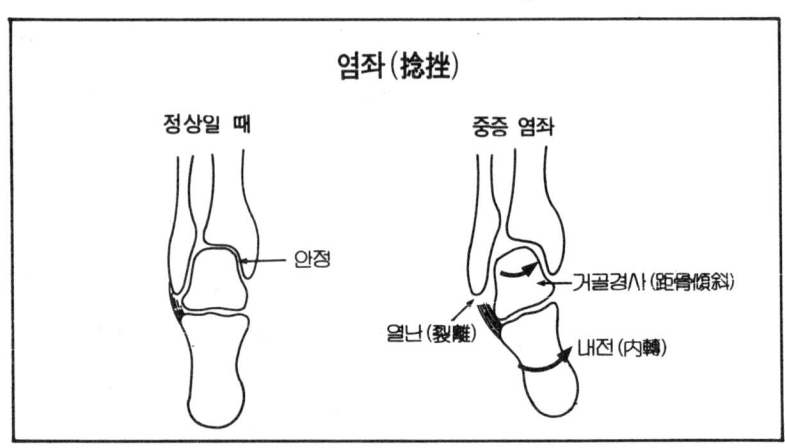

한다. 발목 뿐만이 아니고 뒤꿈치 부근에서부터 장딴지 중앙 부근까지를 포대로 감싼다. 세게 감으면 안되지만 이렇게 압박하면 출혈이나 부기(浮氣)가 예방된다.

염좌를 일으킨 쪽 발을 비닐봉지로 덮고 냉수를 넣은 양동이나 흐르는 수도물에 대략 15~20분 정도 담그고 10분 식힌다. 그 뒤엔 발을 심장 보다 높게 들어올려 안정을 유지하고 2~3시간마다 식힌다. 모두 출혈이나 부기를 막기 위한 처치이다. 이것을 1~2일 계속한다.

2~4일 경과하면 반대로 환부를 따뜻하게 하여 운동을 시작하는데 중증도(重症度)에 따라 치료법이 다르므로 의사의 진단이 필요하다.

하이힐을 신는 여성에게 많은 '외반모지(外反母趾)'

이제까지 우리나라에는 적은 병이라고 여겨졌었으나 현대 젊은 여성 중에서 하이힐을 상용하고 있는 사람에게 늘어나고 있는 것이 외반모지(外反母趾)이다.

이것은 엄지 뿌리가 변형되어 통증을 일으키는 병으로, 유전적 요소도 생각할 수 있지만 가장 큰 원인은 구두에 있다. 옆폭이 좁고 힐이 높은 구두에 무리하게 발을 집어넣으면 결국 엄지발가락이 둘째발가락 쪽으로 강하게 치우쳐 엄지의 뿌리뼈 (제1중족골 ; 第一中足骨) 바깥쪽으로 휘어나가 버린다.

바깥에서 보아도 엄지 뿌리가 튀어나와 있는 것을 알 수 있고, 경우에 따라서는 붓는 경우도 있다. 그러나 문제는 변형 보다도 통증이다. 돌출부가 구두 등으로 압박을 받으면 그 부위는 물론이고 엄지에서 발목, 때로는 머리까지 아프다.

치료

구미에서는 수술로 뼈의 변형부를 절제하는 방법이 행해지고 있으나 우리나라에서는 아직 수술에 이른 예가 적다.

신발을 벗고 있는 것만으로도 통증이 상당히 경감되고, 튀어나간 뼈를 교정하는 특수한 장비도 있다. 신발은 편한 것을 신고, 구두라면 힐이 3cm 정도인 것으로 삼가한다. 이렇게 하면 신발에 의한 압박이 제거되고 교정기구를 사용하여 통증을 제거해 간다.

수술이 필요할 정도로 악화되기 전에 예방 대책을 강구하는 것이 중요하다.

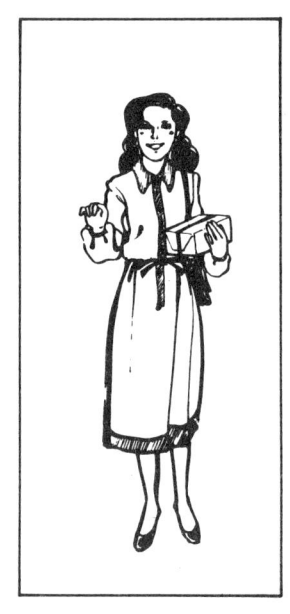

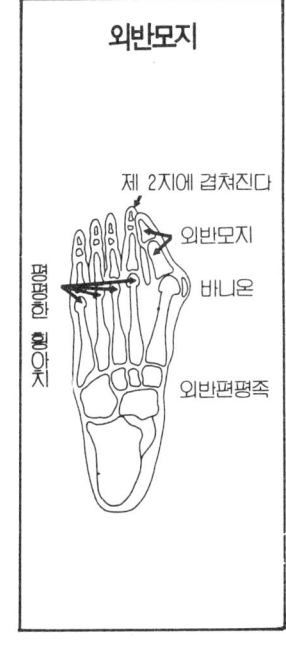

아파서 걸을 수 없는 '티눈발'

티눈이 있는 발은 병 축에도 끼지 못할 정도로 가볍게 생각되는 경향이 있지만 아파서 걷지 못할 정도가 되기도 하므로 병은 병이다.

피부가 언제나 압박되기도 하고 자극을 받아 두꺼워진 상태에서 발가락의 뿌리나 엄지 안쪽, 새끼발가락 바깥쪽 등에 자주 생긴다. 대부분은 신발이 원인이지만 뼈가 융기(隆起)해 있기 때문에 생기는 경우도 있다.

치료

티눈은 제거하는 것이 제일이다. 잘 드는 나이프(티눈용 나이프도 있다)로 조금씩 티눈을 제거한다. 만일 뼈가 융기해 있으면 이것을 제거하는 수술도 행해진다. 그리고 발에 맞는 신발을 신는다.

발톱이 박히는 '함입(陷入) 발톱' 출혈이 일어나는 '검은 발톱'

발톱의 등이 둥글게 변형하여 살로 박혀 통증을 일으키는 병으로 함입(陷入) 발톱이 있다.

이것은 선천적인 발톱의 이상(異常) 외에 지나치게 작은 신발로도 만성적으로 발톱이 압박되거나 하며, 또한 신경질적으로 발톱을 짧게 자르거나 수술로 종종 발톱을 벗긴 후 등에 일어난다.

함입 발톱이 되면 걸을 때마다 발톱이 살에 박혀 아프고 염증을 일으킨다. 피부가 빨갛게 붓는 경우도 적지 않다.

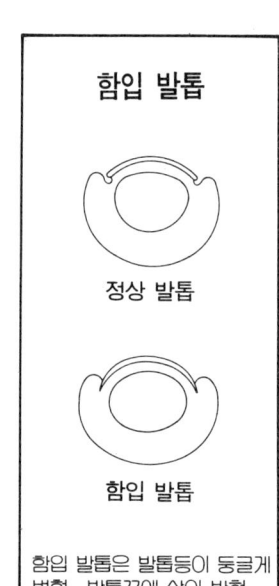

함입 발톱

정상 발톱

함입 발톱

함입 발톱은 발톱등이 둥글게 변형, 발톱끝에 살이 박혀 통증을 일으킨다.

한편 달리기 선수나 발레리나 등에게 많은 것이 발톱이 압박돼서 출혈을 일으켜 생기는 검은 발톱이다. 역시 통증이 심하고, 그냥 방치해 두면 2~3주 사이에 발톱이 떨어져 버리고 부드러운 피부가 떨어져 나가 버린다.

치료

함입 발톱의 통증은 피부에 박힌 발톱을 절제하면 낫지만, 그것만으로는 반드시 재발한다. 발톱 아래의 살은 정형(整形)을 하거나 발톱이 피부 위로 올라가지 않도록 수술할 필요가 있다.

함입 발톱을 피하기 위해서는 평소부터 발가락의 청결을 유지하고, 하이힐이나 끝이 뾰족한 신발을 피한다. 또한 발톱을 짧게 깎는 일도 주의한다.

또한 검은 발톱은 발톱 아래 출혈이 원인이므로 출혈된 뒤 48시간 이내에 발톱에 작은 구멍을 뚫어 핏덩어리를 빼내면 통증도 곧 사라지고 발톱이 벗겨지는 일도 없다.

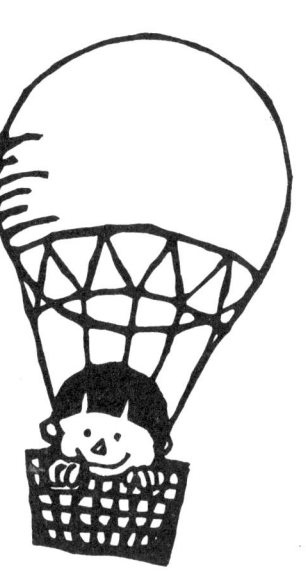

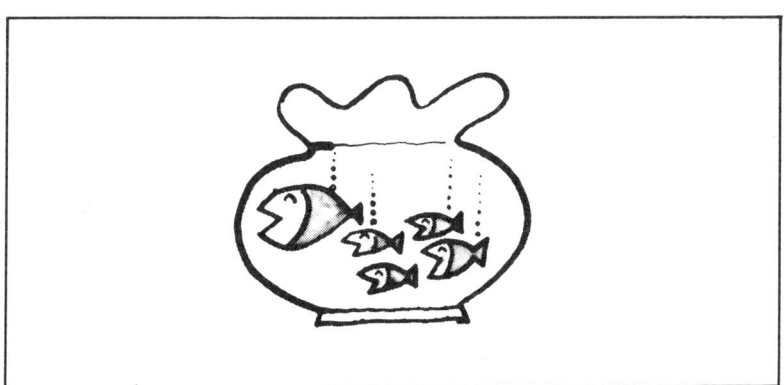

```
┌─────┐
│판 권│
│본 사│
│소 유│
└─────┘
```

허리·무릎·발 의 통증 치료법

2011년 9월 20일 인쇄
2011년 9월 30일 발행

지은이 | 현대건강연구회
펴낸이 | 최 상 일

펴낸곳 | 태 을 출 판 사
서울특별시 중구 신당6동 52-107(동아빌딩내)
등 록 | 1973 1.10(제4-10호)

ⓒ2009. TAE-EUL publishing Co.,printed in Korea
※잘못된 책은 구입하신 곳에서 교환해 드립니다

■ 주문 및 연락처
우편번호 100-456
서울 특별시 중구 신당 6동 제52-107호(동아빌딩내)
전화: 2237-5577 팩스: 2233-6166

ISBN 89-493-0377-9   13510

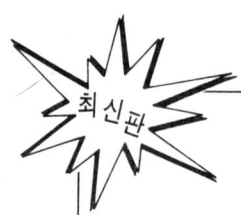

太乙出版社가 엄선한
현대 가정의학 시리즈

❋ 현대 가정의학 시리즈 ①
눈의 피로, 시력감퇴 치료법

❋ 현대 가정의학 시리즈 ②
명쾌한 두통 치료법

❋ 현대 가정의학 시리즈 ③
위약, 설사병 치료법

❋ 현대 가정의학 시리즈 ④
스트레스, 정신피로 치료법

❋ 현대가정의학 시리즈 ⑤
정확한 탈모 방지법

❋ 현대 가정의학 시리즈 ⑥
피로, 정력감퇴 치료법

❋ 현대 가정의학 시리즈 ⑦
완전한 요통 치료법

❋ 현대 가정의학 시리즈 ⑧
철저한 변비 치료법

❋ 현대 가정의학 시리즈 ⑨
완벽한 냉증 치료법

❋ 현대 가정의학 시리즈 ⑩
갱년기장해 치료법

❋ 현대 가정의학 시리즈 ⑪
감기 예방과 치료법

❋ 현대 가정의학 시리즈 ⑫
불면증 치료법

❋ 현대 가정의학 시리즈 ⑬
비만증 치료와 군살빼는 요령

❋ 현대 가정의학 시리즈 ⑭
완벽한 치질 치료법

❋ 현대 가정의학 시리즈 ⑮
허리·무릎·발의통증 치료법

❋ 현대 가정의학 시리즈 ⑯
코 알레르기 치료법

❋ 현대 가정의학 시리즈 ⑰
어깨결림 치료법

❋ 현대 가정의학 시리즈 ⑱
기미·잔주름 방지법

❋ 현대 가정의학 시리즈 ⑲
자율신경 실조증 치료법

❋ 현대 가정의학 시리즈 ⑳
간장병 예방과 치료영양식